언니가
읽어주는
건강법

언니가 읽어주는 건강법

초판 1쇄 인쇄_ 2021년 3월 31일
초판 1쇄 발행_ 2021년 4월 14일

신고번호_ 제313-2010-376호
등록번호_ 105-91-58839

펴낸곳_ 응당학당

발행인_ 김국환
발행처_ 보민출판사
편집_ 정은희
디자인_ 다인디자인

주소_ 인천시 서구 검단로777번길 27, 국민하우징 306호
전화_ 070-8615-7449
이메일_ www.bominbook.com

ISBN 979-11-91181-28-9   03510

- 가격은 뒤표지에 있으며, 파본은 구입하신 서점에서 교환해드립니다.
- 이 책은 저작권법에 의하여 보호를 받는 저작물이므로 무단 전재와 복사를 금합니다.

대 체 의 학   기 본 서 !

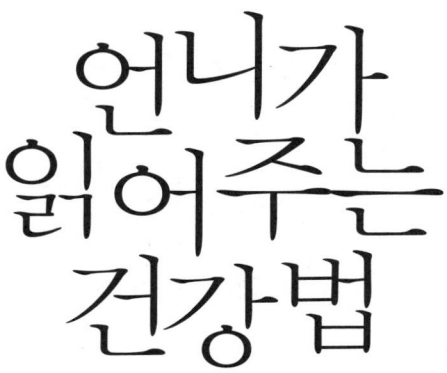
언니가 읽어주는 건강법

응당학당

응당학당이 공유하고 싶은 건강법!

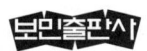

| 머리말 |

한 손을 이루는 손가락이 하나하나 다르듯이, 오른손과 왼손이 다르듯이 우리는 비슷한 듯 다르게 살아가. 셀 수도 없는 다양한 삶들이 있고, 그에 따라 각각의 아픔들이 다르지. 그 다양성을 주류 의학계에서 사용하는 방법들로 아우르기에는 한계가 있어. 같은 용량과 같은 방법을 "다른" 사람들에게 "같게" 적용한다는 게 말이 된다고 생각해? 논리적이야?

다른 사람들보다 스스로가 스스로를 더 잘 알잖아. 그러니 남이 나를 진단하는 것보다 내 몸을 스스로 관찰하고, 다양한 방법들로 개선해나가는 게 필요하다고 생각해. 그렇기 때문에 이런 비주류 방법들이 사기 소리를 들으면서도 여전히 존재하는 거지.

현재 대체의학들이라고 불리는 수많은 이야기들이 논리에 밀리고 돈에 밀려서 많은 것들이 금지되고 사라지고 있어. 사라지는 것에 대한 두려움 때문인지 많은 정보들이 누구나 할 수 있는 것에서 누구"만" 할 수 있는 것처럼 여겨져서 더 거리감을 만들어내고 있어. 대단한 것인 양 핵심은 숨기고 둘러대면서 지갑을 털어가는 상황들도 많아서 더더욱 길을 잃어가고 있지.

처해있는 현실에서 누구나 응용해서 써먹을 수 있도록 쉽게 정리했어. 접하기 어려웠던 몸에 관한 이야기들에 논리를 추가하고 원리들을 최대한 쉽게 쉽게 설명해줬으니까 다양한 상황에 스스로 응용해봐.

진리라는 건 공기처럼 가볍고 당연한 듯 곁에 있으면서 가장 쉬운 거면서 공짜야. 알고나 있다가 필요한 순간에 생각이 나면 요긴하게 써먹어주라. 내 호는 웅당이야. 웅할 웅에 당연할 당 당연한 것에 응한다는 뜻을 담고 있어. 당연하다는 생각이 들면 스스로 선택을 하고 경험해보기를 진심으로 바란다.

    식사법으로는 입맛대로 먹는 밥따로
    뼈대 맞추는 건 교선건강법
    예방의학으로는 알렉산더테크닉
    급급한 경우에는 스스로 하는 지압법
    그 다음은 내가 공유하고 싶은 낙서들이야.

한 번에 다 알아두고 하는 게 제일 좋아. 몸을 관찰하는 것만으로도 건강해지기도 해. 모든 건 조금씩 연결되어 있어서 한 가지만 해결해도 온몸이 좋아지기도 하고, 한 가지 문제를 여러 가지 방법으로 해결해야 하는 경우가 있어. 그러니 가급적이면 한 번에 모두 읽고 나서 필요한 부분을 찾아 읽으렴.

함께하고 싶어서 쓴 글들이야. 다음 카페에 가면 모든 글을 올려뒀어. 그냥 읽을 수 있게 해뒀으니 조용히 다녀가는 것도 환영해.

내 글들이 맨밥과 맹물처럼 비주류의 기준이 되기를 바란다. 그리고 필부필부, 장삼이사, 갑남을녀, 우리들의 상식이 되어 주류가 되길 바라.

| 책을 읽는 방법 |

준비운동!!

등신이라는 말 알지? 등신에는 책을 있는 그대로 읽는 상등신과 상등신을 따르는 하등신이 있어. 책은 책이야. 책은 누구나 접하기 쉽기 때문에 저자들은 미로를 만들어. 내가 지금껏 만난 글들은 모두 미로를 가지고 있었어. 꼬불꼬불하게 이어진 모양을 하고 있으면서, 끝이 있을 것 같지만 결국 시작점으로 되돌아 나가야 하는 길들이더라고. 되돌아 나오기 전에 지치면 주저앉겠지. 진리를 알아가면서 주저앉는 거니까 기쁘게 스스로 합리화하면서 머물러. 겨우 되돌아 나오더라도 그렇게 힘들게 헤맨 시간들이 억울해서인지 그 길을 고집하더라. 거의 모든 글들이 그래. 깨달았다고 하는 자들이 가르쳐주는 척은 하지만, 본인들이 힘들게 어렵게 알아낸 것들인데 공유하고 싶겠어? 본인이 투자한 그 수많은 시간들을 단 몇 푼과 교환해서 누군가가 단시간만에 알아간다는 건 화나는 일이거든. 하하하. 가르쳐주기 싫은 게 진심이야. 그런데 명예욕이라는 게 있어서인지 알고 있는 걸 자랑은 하고 싶은가봐.

가르쳐 주기는 싫고 자랑은 하고 싶고, 일종의 습관처럼 발현되기도 해. 다들 무심코 쓰고 있더라고. 미로를 만드는 사람도 모르고 만드는데 읽어가는 사람들은 더 모르겠지. 그래서 함께 미로 안에서 돌고 돌기도 하더라.

미로는 간단하게 만들 수 있어. 같은 의미를 다르게 쓰면 돼.
"이 책이 도움이 되기를 바랍니다."는 대로지만
"이 책이 해가 되지는 않기를 바란다."는 겸손을 가장하면서 무책임을 전제로 하는 미로야.

이 책에는 얼마만큼의 미로가 있을 것 같아? 나는 내가 알게 된 것들을 진심으로 공유하기를 바란다. 긍정어로 채우기 위해서, 긍정어들로 길을 안내하기 위해서 최선을 다했어. 퇴고를 몇 번째 하고 있는지 세다가 지칠 만큼. 게다가 나 박학다식(薄學多識)하잖아. 넓게 돌아다니기는 하는데 얇게 배우는 거. 미로도 어느 정도 깊이가 있는 사람들이 원하는 것이지. 나름 똑똑하고 한 가지에 오래 머무른 분들이 그 내공으로 만들어. 나는 하하하 알지? 어쩌면 누군가는 이 책에서도 헤매일 텐데, 내 부족함의 발현이거나 네 스스로 만든 미로야. 박학다식의 미로는, 미로라고 해봐야 너무 단순하니까. 마음을 편히 가지고 쉽게, 쉽게, 넘기면서 읽어. 이해하기 어려운 부분은 나도 잘 모르는 거야. 그러니까 같이 모르자. 더 공부해서 다음에 기회가 있으면 더 쉽게 다시 가르쳐 줄게.

　방향을 가리면서 가르치는 많은 스승들은 욕심쟁이다.
　방향을 가리키며 가르치는 스승들은 진심이야.

　글 안에서 글을 보면 등신이 되고, 글 밖에서 글을 보면 당"신"은 자"신"이 된다. 그러니 글을 읽는 사람은 각자의 눈높이에 글을 두고, 글 밖에서 읽어야 글과 벗이 될 수 있어. 이 책을 읽으면서 등신이 되어서 내 따라쟁이를 하든지, 당"신"과 자"신"이 되어 나의 벗이 될 것인지 늘 생각하면서 읽어 나아가길 바란다.

|차례|

- 머리말   4
- 책을 읽는 방법   7

◆

1부 ──────── 계기 ────────

1	만남	18
2	해보기	23
3	변화	28
4	각성	31
5	엎치락뒤치락	34
6	요긴하게 써먹었던 시간들	44
7	12년	50

◆

2부 ──────── 밥따로 물따로 ────────

1	만든 분	56
2	기본 방법	62
3	암환자식	64
4	단식	66
5	물단식	68
6	이야기들	71

◆

3부 ──────── 입맛대로 밥따로 ────────

1	입맛대로	78
2	밥따로	82
3	하루 이해하기	87
4	밥시간 물시간	91
5	여러 유형	94
6	변칙	101
7	해보기	104
8	참고	110
9	명현	115
10	공유하고 싶은 이야기	120
11	뱀발	122

4부 ─── 휴먼디자인 식이요법

1	휴먼디자인	128
2	DIGESTION : 소화	133
3	추리기	140
4	뱀발	144

5부 ─── 교선건강법

1	교선건강법이란	152
2	해보기	154
3	효과	161
4	마무리	163

6부 ─── 알렉산더테크닉

1	소개	168
2	계기	172
3	교사과정	176

7부 ─── 응당의 몸사용법 ───

1		예습	188
	1) 레오나르도 다빈치 - 비트루비우스적 인간		188
	2) EBS 지식채널e "빈 공간"		190
2		응당의 몸사용법	192
3		AT 정리	194
	1) 공간		196
	2) 허용		199
	3) 관찰		202
	4) 지시어		205
4		몸사용법 재교육	208
	1) 호흡		208
	2) 사물을 따라 시선 움직이기		213
	3) 터미타임 – 목 가누기		215
	4) 뒤집기		217
	5) 배밀기		219
	6) 기어다니기		221
	7) 잡고 일어서기		224
	8) 혼자 서기		227
	9) 컵 사용 – 손의 사용		230
	10) 걷기		233
5		응용	237
	1) 눕기		237
	2) 세미수파인		240
	3) 일어나기		243
	4) 앉기		246
	5) 일상에서의 몸사용법		249
6		공간의 확장	252
7		지시어들의 확장	256
8		가장 간단한 몸사용법	260
9		수업	263
10		마무리	265

8부 ──── 스스로 하는 지압법 ────

1	간섭	270
2	우리 몸의 물풍선들	273
3	우리 몸의 마디들	276
4	몸 지도	279
5	지압하는 방법	282

9부 ─── 낙서 ───

1	물 2리터의 시발점	288
2	살	291
3	모발 뿜뿜	294
4	조미료	297
5	채식하는 방법	299
6	풀 먹인 포도로 만든 포도즙	302
7	48개월 키운 소의 고기	304
8	수맥	307
9	생긴 대로 살기	312
10	오행	315
11	귀신 이야기	319
12	뭔가 고민이 있을 때 몸과 의논하는 방법	325
13	선택	328
14	말 잘하기	330
15	어깨 고치기	336
16	개운하는 방법	339
17	아직도 아리송한 이야기	344
18	황지	348
19	건강의 궁극적인 도달점	350
20	이야기 (1)	354
21	이야기 (2)	357
22	발효액	360

- 책을 마무리하며 362
- 왜 반말이냐고? 368

제1부
계 기

① 만 남

●●●●● 나는 만성피로였어. 누워있는 시간이 일어나 있는 시간보다 많았어. 일어나 있는 시간들도 머릿속이 뿌예서 인터넷이나 하면서 시간을 낭비했지. 살은 표준에 약 10킬로 정도 더 있었고. 정말 세상 모든 게 다 귀찮더라. 나도 그 모습과 다르게, 남들처럼 살고 싶었지. 그래서 마음 다스리려고 책도 읽고, 마음 다지려고 강연도 듣고, 마음 달래려고 영화도 보고 그랬다. 몸에도 신경 썼어. 하루에 물 2리터 마시기 그거 나도 해봤어. 생수 500ml짜리 챙겨 다니면서 마시고, 정수기 물 채워서 또 마시고 했지. 유기농 먹었다. 포도나 토마토 뭐 티비에서 몸에 좋다고 나오면 한 번씩은 찾아 먹어봤던 것 같아. 고기는 당연히 무항생제 먹었어. 피로회복에 좋다는 영양제와 비타민도 챙겨 먹어봤고, 현미밥 해먹고 라면도 꼭 먹고 싶으면 면을 끓는 물에 한 번 데치고 나서 끓여 먹었다. 작게나마 효과는 있었다고 생각해. 멀쩡하다고까지는 아니었지만, 조금 괜찮은 것 같기는 했

거든.

정말 일하는 날에도, 쉬는 날에도 늘 피곤하더라. 영화 보러 나가는 것도 귀찮고 힘들어서 집에서는 거의 잠자고 먹고 쉬다가, 일이 있을 때만 나갔어. 출근 정말 싫었고 당연히 일도 재미없었어. 게다가 일을 그리 잘하지도 못했어. 그러던 어느 날 일터에서 울고불고 싸웠다. 지금은 무슨 이유 때문에 싸웠는지 기억도 안 나. 자존심이고 뭐고 울면서 뛰쳐나와서 그날로 일을 그만뒀어.

백수가 된 나는 무거운 몸으로 하루 종일 누워서 인터넷이나 하면서 시간을 보냈어. 배고프면 먹고 졸리면 자고 했지. 다행히 내가 게임을 잘하는 머리가 아니어서 규칙 많은 게임에 흥미가 없었네. 그나마 쉬운 고스톱도 그냥 다 잃어서 끝나고 그랬거든. 오목도 머리 뿌에서 맨날 지고. 시간 때우느라 자주 보던 게시판에 올라오는 글들을 마냥 읽어대고 있었지. 처음에는 흥미 위주로 골라서 보다가, 시간이 남아돌다 보니, 정말 재미없는 거 아예 흥미도 없던 것들도 읽게 되었어. 누군가 건강상담 글을 올렸는데. 어느 분이 댓글로 "밥따로 물따로" 해보라고 적어뒀더라. 내가 책을 전 국민 평균치에서 조금 더 많이 읽었다고 자부하는데 이 말은 처음 들어보는 말이라 흥미가 생겼어. 호기심도 생기고.

백수에게는 작은 흥미가 움직이는 원동력이 된다. 검색했더니 홈페이지도 있고, 다음 카페도 있고, 저자가 쓴 책도 있더라. 홈페이지 가서 간단하게 설명해둔 거 읽어보니 식사법이더라고. 오랜만에 호기심이 생긴 거라서 저자가 쓴 책을 모두 주문했어. 그리고 동영상 있는 거 하나씩 봤어. 정말 지루하고 재미없었어. 그치만 나는 중2 때 까라마조프씨네 형제들 읽었다. 깨알 같은 3권짜리 책. 사회시간에 선생님이 책 보여주시면서 1권에서 몇 장 안 남았는데 아직 하루가 안 끝났다고 하셔서 호기심에 3권 다 빌려왔다가 정말 인내심 테스트하듯이 읽었지. 나랑은 좀 안 맞는데 읽어버리고 싶어서 견뎠어. 그 생각이 나더라. 그만큼 재미없었다. 계속 밥따로 먹어라고 하면서 음이니 양이니 하면서. 찾아보면 알겠지만 잘생긴 분도 아니다. 정말 다 보는 데는 인내와 끈기가 필요했어. 중간중간 졸면서, 보다가 멈춰놓고 드라마도 하나씩 보면서 이어보느라 며칠 걸렸어.

이상문 선생님이 등장하시는 영상 말고도, 텔레비전에 방영된 영상이 하나 더 있어. 성형외과 의사 나오는 영상인데 유튜브에 검색하면 2004년 영상이 하나 있을 거야. 의사라서 그런지 쥐 실험해서 세포를 확대해서 찍은 사진 보여주는데 밥따로 먹은 쥐는 3주 만에 세포 내에 미토콘드리아가 거의 2배 3배 많아졌더라. 미토콘드리아가 하는 일은 에너지를 만들어내는 거래. 가장 쉽게 설명해주는 것이라 카페 게시판에도 게시해뒀어.

다음 카페에 들어갔더니 제법 오래된 식사법인지 많은 후기들이 있었어. 다들 왜 포도 사먹고 약 사먹고 있나 싶을 정도로 다양한 병들이 그저 일상에서 밥따로 먹어서 나았더라. 별의별 효과들과 정신적인 것들도 간간이 나오고 진짜 루팡 읽는 것보다 재미있어서 거의 수백 개 후기들을 읽어댔다.

그렇게 며칠 보내다 보니 책이 도착했어. 내가 고3 때까지 제법 읽었댔잖아. 그래서 문장을 좀 봐. 문장이 많이 거칠거칠하더라고. 글쟁이가 쓴 글은 아니었어. 적어도 사기꾼은 아니라는 생각이 들었고, 다른 책들보다 논리가 부족한 부분도 간간이 있었지만 뭔가 최선을 다해 설명하고 있다는 느낌이 들었어. 그리고 한마디로 "말이 된다."고 생각했어. 따로 뭘 사먹거나 운동할 것도 없고, 돈 드는 것도 아니라서 그냥 한 번 해보고 싶더라.

만성피로가 딱히 심각한 병은 아니잖아. 다들 피곤하게들 사니까. 밥 잘 챙겨먹고 가끔 고기 먹고 그러면 되는 거잖아. 그저 여유 있게 잘 쉬면 되는 거잖아. 내가 머리가 나쁘고 인내나 끈기도 부족해서 남들만큼 잘하는 게 하나도 없어서 그런가, "건강해지겠다."보다는 독특한 거 해보는 거에 욕심이 생겼다고 생각해. 내가 살아온 환경 내에서는 아무도 모르는 거니까. 남들과 다른 거 해보는 거 그 자체를 원했던 것 같아. 조금 건강해지기는 하겠지만 그거야 하루에 물 2리터를 좀 더 잘 챙겨 마신다거나. 몸에 좋다는 것 먹고. 무항생제 먹어도 해결할 수 있는 거니까. 그래서 내가 대단하게 달라지거나 나아질 거라고는 전혀 기대하지 않았다.

여하튼 시작해봤다. "밥따로 물따로!"

❷ 해보기

●●●●● 여러 가지 방법이 있는데 하루에 아침, 점심, 저녁 세 끼를 모두 먹는 걸 골랐어. 왜냐하면 그게 가장 기본인 것 같았거든. 가장 쉽고, 간단하고, 기본인 것을 몸에 익히는 게 뭔가를 가장 잘 배우는 방법이라는 걸 어릴 때부터 알았거든.

6학년 때 우리 반에 기증된 책들이 있었는데, 아주 단출한 그림체의 만화책이 있었어. 교훈을 주려고 애쓰는 듯한 고급진 책이라고 기억되네. 재미는 별로 없었어. 그래도 가끔 골라서 읽었는데 늘 기억하는 내용이 하나 있어. 스승이 무술을 가르치는 이야기야. 무술을 배우러 많은 제자들이 찾아왔는데 나처럼 둔한 애가 하나 있었던 거야. 그래서 스승이 "주먹 내지르기" 한 가지를 가르친다. 그리고 제자는 정말 우둔했던 모양인지 3년 내내 묵묵히 주먹 내지르기만 해. 당연히 다른 제자들이 이 우둔한 제자를 놀려

대고. 그걸 본 스승이 대련을 시켜줘. 그런데 주먹 내지르기 한 가지로 다른 모든 제자들을 이겨먹어.

그때도 엄청 인상적이었지만, 지금까지도 정말 좋은 만화였다고 생각해. 딱히 똑똑하지도 않은 데다가 특히 암기력이 정말 많이 부족한 나에게 엄청 큰 위로가 되었어. 내가 다른 사람을 볼 때도 뭔가 "주먹 내지르기" 한 가지를 발견하면 그것을 그 사람의 전체적인 가치로 보는 눈을 갖게 되었지. 모든 인간은, 가치 있는 각자의 색깔이 있어서 전체의 다채로움을 이뤄가는, 부분이라고 생각하거든. 가끔은 한 가지 가치를 확대해서 보는 편협함이, 내가 피해를 입고, 다른 사람들에게도 피해를 주는 힘든 시간들의 원인이 되기도 하더라

뭔가를 배울 때는 내 자질과 깜냥을 객관적으로 냉정하게 보기 때문에 맘 편하게 기초 한 가지만 해. 그런 연후에 더 나아갈 수 있는지를 생각해봐. "남들만큼"은 배제해. 정말 남들을 배제하는 데 최선을 다해야 해. "주먹 내지르기 하나로도 충분하다." 충분할 수 있으니까 배제해. 그렇지만 자주, 내 자신을 알면서도 남들만큼을 쳐다보고 있다가 엄청 오래오래 헤매이기도 해. 나는 평범한 인간이라 호기심에 자주 약해지거든. 무심코 남들은 뭐하나 쳐다보고 있더라고.

새벽에 잠들고, 오후에 일어나는 나에게 점심 저녁을 먹는 것이 현실적이었지만 맘 편히 하루 세 끼를 먹는 기본 밥따로 물따로로 시작했어. 내가 살던 모습 그대로에서 먹고 마시는 시간만 바꿨을 뿐 다른 것들은 그대로 유지하기로 했어. 비교군이 확실해야 그게 뭔지 더 또렷하게 알 수 있을 테니까 말이야. 밥시간 물시간을 정했어. 가장 평범한 시간들로 시간을 정하고 그저 그 시간에 먹고, 마시는 것만 해보기로 했어. 난 백수니까 하루가 모두 내 시간들이잖아. 시간을 정확하게 잘 지키면서 해봤어.

08시 밥
10시 물
13시 밥
15시 물
18시 밥
20시 물

영화와 드라마를 많이 다운받았어. 심심해서 먹고 마시는 경우가 많았기 때문에. 그걸 대비해서 만반의 준비를 한 거야. 화면을 보는 게 집에서 누워서 시간을 보낼 수 있는 가장 쉬운 놀이잖아. 그래서 볼거리들을 많이 준비했지.

자정을 넘겨 잠이 들고 정오인 12시를 지나서 겨우 일어나는 사람에게 아침 밥시간 늘 자고 있는 시간이었고, 단지 아침밥을 먹기 위해서 일찍 일어난다는 건 불가능하다는 걸 알았기 때문에 아침을 어떻게 할 것인가 생각했어. 그래서 잔머리를 조금 굴렸지. 머리맡에 빵을 두고 08시 알람을 해뒀어. 한 입 먹고 다시 자려고. 10시 물시간도 알람을 해뒀어. 08시에 한 입 먹고 다시 잘 게 뻔하잖아. 혹시 모르니까 13시도 알람을 해뒀어. 8시, 10시, 13시 알람.

알람과 영화로 "밥따로 물따로" 준비 끝!

예상대로 8시에는 감은 눈으로 빵을 한 입 먹고 다시 잠들었어. 한 입도 아침밥으로 괜찮아. 양은 상관없어. 얼마만큼 먹어라는 말은 책에도 영상에도 카페에도 없더라고. 나는 잔머리 귀재라서 먹기는 먹되 양은 맘대로 하라는 말로 해석했어. 어쨌든 아침밥 먹은 거야. 10시 알람에 일어나서 물을 한 모금 먹고 다시 잠들었어. 괜찮아! 양은 맘대로! 여하튼 물은 마신 거야. 보통 12시 넘으면 일어났기 때문에 13시부터는 쉽더라. 점심밥 아주 실컷 먹고 영화나 드라마 보고 물시간 되면 실컷 마시고 또 영화나 드라마 보고 먹고~ 마시고~ 했어.

하루에 2리터 마시던 몸이라서 그런지 정신 차린 오후 물시간에 500ml를 한 번에 마시게 되더라. 양은 맘대로 하는 거니까 마셨어. 며칠 지나면서 아침에 먹는 빵이 늘어나고, 먹으면서 스르륵 잠이 깨기도 했어. 낮에 졸리면 잤다. 하루하루 지나면서 물시간에 마시는 물의 양이 달라지더라. 어느 날은 목이 안 마르길래 그냥 넘기기도 했어. 나는 물 2리터 마시면서 좋았던 거 하나도 없었거든. 그래서 마시는 양이 달라지는 걸 그대로 받아들이고 따라갔어.

집에서는 이렇게 칼같이 하고 밖에서는 나름대로 다른 머리를 썼어. 장거리를 가는 길에 고속버스가 휴게소를 들르면 뭔가 먹고 싶고 사고 싶잖아. 물시간과 어긋나면 여하튼 휴게소 가서 음료를 산다. 그리고 기사님 의자에 몰래 뒀어. 그렇게 해소했어. 나중에 다른 사람들 가르쳐 줄 때도 먹고 싶으면 사고 다른 사람 주라고 했다. 가급적, 참는 대신에 방향을 살짝만 돌려서 대체해서 해소하는 방법을 쓰는 게 즐겁더라. 내가 못 마신다는 생각 대신에 "내 친구가 마신다."고 생각하니까 좋더라고. 그리고 기억에도 안 남아. 뭔가 남한테 베풀었다고 생각하면 오래 기억하잖아. 그런데 그냥 그렇게 대체해버리니까 미련도 없는지 그냥 잊어버리더라.

이렇게 아주 잘해나갔다.
대단한 것이라는 생각을 못했기 때문에 세세한 기록은 남기지 않았어. 아쉬운 부분이야.

③ 변화

●●●●● 다음 카페에서 수백 가지 이야기들을 읽어댔잖아. 명현이라는 게 있더라. 안 좋았던 거 다시 나타났다가 완전히 뿌리 뽑히는 거래. 그거 몇 가지 나타났어. 특히 잠! 나 원래 많이 잤는데 사실 그게 말끔한 수면은 아니었거든. 그래서 그렇게 열 시간 넘게 자고 나서도 피곤했던 거겠지. 그런데 그만큼 자고도 낮잠을 더 자고 싶더라니까. 나 백수잖아. 잤다. 카페 글에서도 잠 오면 자라고 했고. 나는 잘 수 있는 상황이니까. 졸리면 낮에도 자고 밤에도 자고 사흘 정도 그랬던 것 같아. 그런데 자고 나면 뭔가 이전과는 다르게 개운하게 깨. 그렇게 며칠 지나고 반 달 정도 더 지나니까 밤 11시 전후에 잠들면 아침에 깨. 08시 밥시간도 안 되었는데 5시 반~6시 사이에 잠이 깨. 개운해. 아무런 꿈도 기억이 안 나. 깊은 잠을 정말 달게 자고 일어났어. 내가 6시간 정도 자고도 멀쩡하게 하루를 보낼 수 있는 사람이었다는 걸 처음 알았어. 고3 때도 9시간 이상 잤거든. 그리고

좋은 잠이 어떤 것인지도 처음 경험했네.

자주 아프던 머리는 조금 더 단단하게, 차돌로 맞는 것 같은 느낌으로 아프더니 맑아졌어. 머리가 얼마나 맑아지고 좋아지는지 경험해봐야 내 기분을 이해할 수 있을 거야. 이건 글로 표현하기가 힘들다. 공부를 하고 싶을 정도로 맑다고 하면 되려나. 정말 여건이 되고 기회가 생긴다면 공부를 딱 1년만 해보고 싶더라. 물시간에 자다가 지나친 날이나, 목이 안 말라서 물을 생략해버린 날에도 화장실은 잘만 갔어. 카페 글에서 먹는 양과 몸이 흡수하는 양에 따라서 일주일에 한 번 갔다는 글도 있길래 때 되면 가려니 했는데 실제로 그렇더라. 매일 다른 거 먹고 다르게 움직이니까 당연히 그렇겠지. 왜 변비의 원인이 물 부족이라고 생각들 하는지 모르겠더라니까. 그걸 믿은 나도 참. "물 활용"의 문제지, 양은 어떻든 괜찮아.

2주 지나니까 7~8킬로 정도 살이 빠졌어. 딱히 더 먹거나 덜 먹거나 하는 건 없었고 시간에 맞게 먹히는 만큼만 챙겨먹은 것뿐인데 살이 빠졌어. 굶어서 살 빠지는 모양새가 어떤지는 다들 잘 알 테니 생략. 밥따로 하면서 빠지는 살은 완전히 달라. 아랫배가 제일 먼저 사라지더니 윗배가 사라지고 그러면서 골고루 사라져 가는 게 정말 신기했어.

불닭을 음료 없이 먹는 거 가능했어. 음료나 밥을 먹어줄 때보다 훨씬 빨리 진정돼. 침샘이 정말 폭발하듯이 침이 많이 나와서 혀를 진정시켜 버리거든. 매운맛이 정말 빨리 사라져. 당연히 목이 메는 일은 전혀! 오히려 죽을 먹으면 사레가 걸리듯이 기침이 나오더라.

내 몸은 목석 같아서 유연성이 거의 없어. 초등학교 다닐 때 허리 숙여서 손가락 끝이 땅에 안 닿는 어린이는 우리 반에 나 하나였다. 다리 별로 안 길거든. 정말 유연성이 전혀 없는 거거든. 그런데 말이지, 손가락 끝이 스르륵 땅에 닿더라. 운동 아무것도 안 했는데. 그냥 밥따로만 했는데 부러질지언정 굽히지 않았던 내 허리에 유연함이라는 게 살짝 생기더라.

❹ 각 성

●●●●● 몸이 건강해지는 정도의 일이었다면 건강법들 중의 하나려니 하고 하다 말다 하면서 일상생활을 이어갔을 텐데, 다시 일을 시작하면서 출근하는 길에 정말 머리에 번개 맞은 것처럼 놀라는 사건이 생겨. 집에서 나와서 골목을 내려가서 횡단보도를 건너서 버스를 타고 가야 하는데 횡단보도에서 신호를 기다리다가 버스를 놓치면 그게 그렇게 짜증이 났었거든. 그날도 횡단보도에서 신호를 기다리고 있는데 건너편에서 버스가 지나갔어. 넉넉히 10분은 기다려야 하는 상황이 되었지. 떠나가는 버스 뒤꽁무니를 보며 내가 글쎄 "한 정거장 걸을까?"라고 생각하고 있더라고. 저절로!!! 정말 많이 놀랐어. 놀랐지만 평정심을 유지하려고 애쓰면서 한 정거장을 천천히 걸었지. 걸으면서 생각들이 폭발하기 시작했어.

내가 그렇게 생각하려고 의도하지 않았는데 "저절로" 최선의 방법이 떠오르다니, 놓친 버스를 보면서 정말 조금의 짜증도 나지 않다니. 이렇듯 자연스럽게 한 정거장 걸을 생각을 하고 걷고 있다니. 달라진 나를 신기하게 반갑게 마주하면서 생각이 많아졌어.

왜 그렇게 놀랄 일이냐고? 내가 정말 싫어하던 게 눈에 보이는 버스 놓치는 거였거든. 그러고 나면 다음 버스를 기다리면서 놓친 버스를 미워하기 시작하지. 하루 종일 징크스 밟은 사람처럼 작은 일에도 짜증을 내곤 했지. 출근부터 꼬인 날이니까 그럴 수 있는 거잖아. 운수 나쁜 날이니까 화나는 일이 생기는 거고 그렇게 합리화하면서 하루를 꼬아갔지.

다음은 설거지야. 본가에 가서도 집에서 안 해야 밖에서도 안 하는 거라면서 가급적 설거지는 안 했다. 내 공간에서도 어느 정도로 싫어했냐면 수저가 다 사라지면 배달에 딸려온 나무젓가락 쓰고 그마저도 없으면 그럼 설거지를 해. 밥그릇은 없어도, 컵도 있고 밥솥도 있고 냄비도 있잖아. 그래서 수저마저 없어야 설거지를 시작했지. 너희들도 그렇게 깔끔하게 살고 있다고는 생각되지 않지만 하하하 나는 좀 심했어. 그런데 생각해보니까 요즘 들어 내가 설거지를 그냥 하고 있더라고. 딱히 미룬다거나 쌓아둔다거나 하지 않고 해버렸어. 그리고 분기별 행사처럼 뒤집던 방도 그냥 틈틈이 정리하고 있었어. 방 청소도 귀찮아서 싫어하던 일인데 별 생각 없이 눈에 띄는 대로 그냥 하고 있더라고, 내가 스스로.

나는 노자를 정말 좋아해. 쉽게 풀이한 도덕경을 세 권 정도는 읽었어. 노자 말이 다 맞는 것 같다고 생각해. 그런데 노자의 글은 읽는 그 순간 순간마다 위로를 해주고 마음을 달래줬지만 내 일상을 바꿔주지는 못했거든. 다른 책들도 읽으면서 반성하고, 책을 덮으면서 다짐을 할 뿐 책장에 꽂고 나면 그냥 그걸로 끝이었지, 내 일상은 그대로였어.

내 마음은 왜 달라지게 된 걸까. 단지 따로 먹어서? 그동안 내가 한 거라고는 그뿐이었잖아. 단지 밥과 물을 따로 먹어서 마음이 달라지다니 너무 신기했어. 웃긴 게 일하는 것도 재미있더라. 예전과 같은 상황에서 그때와 다르게 반응하는 나를 자주 발견할 수 있었어. 편안한 마음으로 해결책을 찾아서 몸을 움직이는 걸, "그냥" 하고 있더라고. 그냥!!

다들 마음에 대한 공부를 하라고 난린데, 마음은 후자였나? 몸이 먼저고? 밥따로 먹는 건 몸 건강을 초과해서 마음까지 보듬어주는 뭔가가 있는 것 같다고 생각했어. 아. 진짜 노자보다 밥따로가 먼저라고???

상선약수! 소국과민! 도가도비상도!
대신에
밥따로? 밥따로? 밥따로???

5
엎치락뒤치락

●●●●● 몸이 달라지고, 머리가 맑아지고, 생각마저 달라지는 걸 경험하고 나니까 뭐든지 할 수 있겠다는 생각이 들더라. 그때 내 나이가 서른이었어. 지금은 마흔둘이야. 나는 20대가 정말 힘들었거든. 서른까지는 버텨봐야지 하는 마음으로 버텼어. 내가 딱 5년 전에만 알았어도 공부를 할 수 있는 기회가 있었을 텐데 싶고, 서른은 너무 늦은 나이 같더라. 바보 같지? 내가 좀 둔한 사람이라고 했잖아. 내 기준에서 머리가 좋아진 거지 객관적으로 변신한 건 아니었나봐. 지금이라도 알아서 다행이라 생각하면서 지나칠 수도 있었을 텐데 못 그랬어. "남들처럼 되는 공부"를 하기에는 늦었다고 생각했고 문득 화가 나더라. 이 나이에 알게 된 것이 너무 짜증이 나면서 밥따로보다 더 좋은 걸 찾아내야겠다고 생각하게 됐어. 오기로 버텨온 20대에 대한 반발심이랄까. 비주류에다가 뭔지 전혀 알지도 못했던 "대체의학"류를 공부하기 시작했어.

1년 동안 공부만 할 수 있는 여건이 되었다면 수능을 공부해서 대학에 다시 들어갈 자신은 있었다. 정말 공부를 하는 데 머리를 사용하고 싶을 만큼 머리가 맑아졌거든. 서른이라는 나이에 의대나 한의대를 준비하기에는 걸림돌이 많았어. 언제 일하고 모아서 공부를 하나 싶더라.

지금도 그렇지만 다들 대체의학 싫어하잖아. 하더라도 조용히 혼자 하고. 왜 그러는지 궁금하더라. 이렇게 효과가 좋은데 말이야. 대체의학들에서 밥따로보다 좋은 걸 찾아내는 게 더 현실적으로 보였어. 수업료 필요하면 빚을 내서라도 배우고 또 갚고 또 다른 거 배우고 그런 바보짓이 시작된 거야. 왜 바보짓이냐고? 지금과 같은 내 나름의 답을 찾는 데 12년이나 걸리더라고. 12년이면 일해서 돈 모아서 대학을 입학하고 졸업해도 되는 시간이잖아. 그치. 이 책 다 읽는데 반나절이면 될걸? 정말 시작할 때는 12년이나 걸릴지 몰랐어. 그러니 지금 이 책을 만났다면 몇 살이든지 "남들처럼 되는 공부"도 해봐. 쉽게 이룰 수 있을 거야.

우선 밥따로 물따로 모임에 갔어. 직접 눈으로 보고 싶더라. 다들 어떻게 달라졌는지 너무 궁금하더라고. 모임의 주제가 밥따로 물따로인데 다들 얼마나 좋겠어. 몸이 건강해졌는데. 다들 건강 얘기해. 어디가 좋아지고, 뭐가 달라지고. 매달 모이니까 다달이 달라지는 게 눈에 보이니까 얼굴 좋아지셨다는 인사는 사실을 담은 진심이었어. 좋은 말만 하시더라. 같은 고등학교 나온 언니도 만났어. 그 언니 어머님이 밥따로 하셔서 암을 완치하셨더라고. 흥미진진했어. 어머님 멱살 잡아가면서 밥따로를 했대. 나는 욕심 때문인지 하다 말다 했거든. 그렇지만 모임에 가서 밥따로 먹는 사람들 관찰하면서 설거지 하나는 열심히 깨끗하게 잘했어. 그릇 쌓는 재미도 있었고 사람들이 들려주는 이야기들에 대한 나의 반대급부라고 해도 좋을 것 같아.

한 번은 전국적인 모임이었는데 허우대 멀쩡한 내 또래 그러니까 30대 초반 암환자가 왔어. 위암이었는데 의사가 너무 늦었다고 더 이상 방법이 없으니 마음 추스르고 정리하라고 그랬대. 병원에서 안 된다고 하니 대체의학들을 찾아보다가 밥따로 모임에 오게 되었겠지. 사회 초년생이라 역시나 초년생이었던 친구들에게 보험을 몇 개 들어줬대. 치료가 안 되니까 보험금은 일시불로 몇 억 받았고 뭐 여차여차 저차저차. 상상이 안 될 텐데 정말 단 한 사람도 걱정을 안 해주더라. 말기 위암이라는데도, 당연히 나을 거라는 걸 아주 기정사실처럼 말들 하시더라고. 나는 혹시나 상처가 될까봐 한마디 할 수도 없겠던데 말이야. "밥따로를 하게 되었으니 천운을 만난 거다. 낫고 나서 보험금으로 여행이나 다녀라, 세계일주도 할 수 있겠다, 나도 의사가 포기한 암이었다." 아무도 위로하지 않았고, 산삼을 팔지도 않았고, 혀끝을 차지도 않으셨어. 3개월 남은 거면 낫기에 충분한 시간이라며 힘을 주는 예언들을 남발하셨지. 호기심에 혼자 참여한 거라 아는 사람도 없었고 나 소극적인 사람이잖아. 안 물어봤어. 혹시나 해서 묻기 싫더라. 그래서 후에 어떻게 되셨는지는 몰라.

저녁만 드시는 분이 계셨는데 백미밥에 김치만 드셨어. 다들 아침 먹을 때 사라지셔서 참 특이하다고 생각하고 있었는데 운이 좋았는지 저녁을 먹으면서 얘기를 나누게 됐어. 아침 안 드셔서 앞산 산행 다녀오셨대. 의사가 수술을 하려고 배를 열었다가 그냥 닫았대. 수술실에서 보니 사진보다 많이 퍼져서 어떻게 할 수가 없는 상황이었대. 그래서 친지들 선후배들 인사하러 다니셨다네. 그러던 중에 화원을 하는 후배를 만나 이런저런 얘기를 하니까 후배가 코웃음을 치면서 책을 하나 던져주더래. 밥따로 물따로 책이었는데 후배가 웃으면서 암도 병이냐고 이거나 하라고 했대. 책을 보니 한 끼 먹는 게 제일 효과가 셀 것 같아서 저녁 한 끼만 먹기로 했고, 암환자식은 뒤에도 적을 거지만 가리는 게 많거든. 그래서 백미밥에 백김치만 반찬으로 먹기로 정했대. 뭐 그렇게 하면서 당연히 다 나았고 처음에는 아내 분이 백김치를 해주셨는데 건강해지시고 백김치 해달라기 미안해서 그냥 김치를 물에 헹궈 먹다가 근래는 그냥 일반 김치를 드신다고. 요즘은 나가서 일을 좀 했으면 하신다고. 하하하 그게 5년 전인가 여하튼 5년인지 6년인지 저녁에 백미밥 두 그릇에 김치 반찬으로 살아오셨대. 카페에서 찾아보니 여러 산을 날아다니시는 분이시더라. 저녁 한 끼 백미밥에 김치만 먹고도 산을 날아다니는 분을 직접 뵈었네.

또 부부가 하시는 분들 계셨는데 제일 부러웠어. 두 분 다 퇴직하시고 마음공부를 하시면서 간간이 같이 여행하시면서 밥따로 하시는데 단전호흡이 저절로 되신다고 표현하시더라. 반찬 해서 냉장고에 두면서 꺼내 먹으면 되고 설거짓거리도 적고 여행 다니실 때도 짐이 간촐하대.

아침에 백미밥에 짠지 드시고, 저녁에 백미밥에 짠지 드시고 저녁 물시간에 종이컵 반 컵 맹물 드시는 분도 계셨어. 나는 처음에 내 또래로 보고 친구를 하려고 말 걸었는데 나보다 8살인가 9살 많았던 것 같아. 정말 깜짝 놀랐어. 저렇게 먹고 살면서 너무 동안이니까. 그리고 그분 형제 중에 허약한 분 계셔서 밥따로 하셔서 건강한 출산을 하셨다고 이야기해주셨어. 아기가 작게 태어나서 크게 자라고, 정말 건강하다고.

엽상암 나으신 분은 진단서 전후 다 가지고 다니시면서 보여주셨어. 우리나라에 엽상암 환자 100여 명 중에 한 명만 살아남으신 거 알아? 그게 그분이셨어. 이전 환자분들은 다 돌아가셨대. 암이 나뭇잎맥처럼 퍼져서 수술을 할 수가 없대. 후기로 책도 쓰셨어. 찾아보면 나올 거야.

그 외에 고혈압, 당뇨, 뭐 뭐 뭐 다들 골고루 뵜었네. 개도 사료 따로 물따로 먹였더니 털의 윤기가 좌르르르 흐른다고 하셨음.

제일 부러운 건 부부가 함께하시는 분들이었어. 일상이 맞으면서 같이 건강하시니까 진짜 경험해봐야 공유할 수 있는 뭔가가 있거든. 이건 해봐야 알 거야. 해봐라 정말. 여하튼 많은 사람들을 만나고 이야기를 들으면서 내 마음이 달라지더라. 더 좋은 거 찾아야지에서 "같이 하고 싶다." 이렇게. 집에 책도 보내고 만나는 사람들마다 얘기를 해주기 시작했다. 물론 대부분이 흘려들으시지. 내가 뭐라고 내 말을 듣겠어. 자잘한 병들은 약이 많고 큰 병들은 의사가 많으니까.

몸에 좋다는 건 엄청 다양하고 많아. 그때의 나는 지금보다 판단할 능력이 부족했기 때문에 가려내고 할 생각을 하기보다는 좋다니까 경험해볼 생각을 했어. 좋다는 건 얼마나 좋은지, 진짜 좋은지 너무 궁금했거든.

고기를 좋아하는 건 고기 속에 있는 염분을 먹고 싶어서래. 그래서 마구마구 찾아보니까 재미있는 후기가 있더라. 초등학교 선생님이 학부모님들한테 의견을 물어서 찬성하는 분의 아이들에게 매일 죽염을 몇 알씩 나눠줬대. 자연히 죽염을 먹는 아이들과 원래의 아이들로 나뉘겠지. 몇 주 지나니까 죽염을 먹는 아이들이 고기반찬을 덜 먹더라는 거야. 그래서 자죽염을 샀다. 제일 비싸더라고. 제일 좋은 게 자죽염이라고들 말하기도 하고. 판매자가 말하는 권장량 15g씩 매일 먹었어. 내가 원래 앉은 자리에서 삼겹살 한 근을 먹었거든. 항정살 한 근을 먹던가. 돼지고기를 원래 좋아해서 냉동실에 돼지고기가 한 근씩 종류별로 늘 있었어. 진짜 돼지고기 구워 먹는 거 좋아해. 그런데 보름쯤 지나니까 고기가 정말 덜 먹히더라. 반 근 정도면 넘치고도 남더라고. 진짜 소금이 부족해서 고기를 그렇게 먹어댔다니 실제로 입맛이 달라지는 게 신기했어. 궁금증이 해소되고, 죽염들은 고추장이나 간장이나 양념들에 넣어버렸다. 그런데 고기는 요즘도 그렇게 자주 먹지는 않아. 왜 먹고 싶은지 아니까 양념으로 소금 찍어 먹을 일 있으면 짜게 먹어. 요즘은 가게에 파는 몇 천원짜리 식용죽염 사다 먹어. 충분해.

맥주 효모가 간에 좋대. 간이 건강해야 피로가 빨리 풀리잖아. 나는 만성피로를 겪어봤으니까 혹시나 더 좋아지나 싶었어. 그래서 효모를 샀지. 먹어봤지. 너무 맛없더라. 두 번 먹고 모임 가서 나눠드렸음. 나는 맛없는 건 정말 못 먹겠더라. 간은 어느 정도 정상 범위에 있으니까 꼭 먹어야 되는 것도 아니라서. 간 청소라는 것도 있어. 해봤거든. 난 요즘도 올리브유 안 먹는다. 내 손으로 올리브유 절대 안 사먹는다. 냄새만 맡아도 토할 것 같아. 하하하하 효과는 있었다고 생각해. 그렇지만 역시나 내 간은 정상 범위 내에 있으니까. 장 청소도 있어. 해봐. 정말 번거롭고 아. 정말 내 장은 정상 범위 내에 있으니까. 물을 그렇게 많이 마셔대는 거 너무 힘들었어. 2리터 마시기 그만하니까 더 못 마시겠더라.

이상문 선생님이 환을 만드셨다고 해서 사먹었어. 초판본 밥따로 보면 만드는 방법 나와 있다. 초판본에는 음양침도 나와 있어. 헌책방이나 도서관을 찾아보도록. 확실히 몸에 열이 돌았지만 맛이 없더라. 요구르트를 물 삼아서 그나마 삼켰는데 한 알씩 입에 남으면 아… 정말 맛이… 너무 없었어. 그래서 냉동실을 전전하다가 결국 버려졌다. 진작에 모임 가서 나눠드렸어야 하는데 시간이 너무 지나서 드릴 수가 없었어. 이고식도 만들어 먹었어. 책에 나와. 사먹는 게 나았을 텐데. 유기농 사다가 쪄서 건조기 사서 말려서 떡집 가서 빻아서 만들었어. 먹으면 다음날 변이 다르긴 하더라. 먹는 것보다 많이 나오는 것 같은 기분이 들던데. 만들다가 흥미가 사라져버린 건지 몇 번 먹어보고 모임 가서 다 나눠드렸다.

쌀눈이 붙어있고 소화도 잘 되는 오분도미가 그렇게 몸에 좋대. 현미를 도정하는 가정용 도정기를 몇 번이고 사려다가 참았어. 그건 좀 과한 것 같아서. 그러다가 쌀눈만 따로 판매한다는 걸 알게 됐지. 쌀눈에 그렇게 영양이 많다면 백미밥에 쌀눈만 넣으면 되잖아. 그래서 밥할 때 쌀눈을 한 수저씩 넣어서 먹었어. 한 달 정도 그렇게 먹었더니 피부가 정말 촉촉하니 좋아졌어. 그런데 현미를 먹으면 잘 안 씹어서 소화가 안 되어서 영양실조. 잘 씹어서 많이 먹으면 영양과다래. 그렇다면 쌀눈도 영양과다가 될 수 있잖아. 먹다가 말다가 그랬어.

  사람들마다 체질이 있고 체질에 맞게 먹고 살아야 한다고들 하지? 나는 여러 질문지들을 해보니까 소양인이라더라고. 소양인에게 맞는 것들 중에 내가 싫어하는 것도 있고 안 맞는 것들 중에서 내가 좋아하는 것도 있고 해서 그냥 안 했어. 나 암기력 별로 잖아. 그걸 언제 다 외우겠어. 그리고 몸에 나쁘다고 해도 좋아하는 거는 먹어야겠더라고. 몸에 좋다고 해도 맛없는 건 먹기 싫고 말이야.

  뼈가 제자리에 있는 게 좋대. 교정받으러 갔지. 우두둑거리면서 한 시간 보내고 나면 발걸음도 다르고 앉는 것도 다르고 그렇더라고. 사흘 정도는 좋다가 예전으로 쉽게 돌아가더라. 매주 다녀야 하는데 비용도 들지만 규칙적으로 뭘 해야 한다는 게 너무 귀찮더라. 틀어졌다고 해서 뭐 큰 병 있는 것도 아니었으니까. 나중에 더 알아보니까 최소 1년은 매주 받아야 한대. 자세 근육이 바른 자세에 적응하는 시간이 필요하다더라. 혹 교정을 받으러 다닌다면 일년 이상 꾸준히 다니도록 해.

  단식 모임이 있어서 참석을 해봤어. 굶으러 가면서 돈 내고 간다고 다들 웃고 난리였지. 나도 사실 그렇게 생각했다. 돈 내고 굶으러 간다고. 하하하하. 같이 굶는 거니까 덜 억울했고 한 번은 해보고 싶었어. 카페에서 보면 많이들 하시는 것 같았고 효과는 또 그렇게 좋다고들 하니까. 효과는 크게 아픈 곳이 없어서 그런지 잘 모르겠는데 3일 동안 물 한 방울 안 마셔도 멀쩡하다는 걸 알게 되어서 좋았어. 2박 3일 굶고 돌아오는 길에 혼자 밥 먹는 거 웬만해서는 못하던 내가 버스터미널 식당에서 2인분 시켜 먹고 과자 먹으면서 버스 타서 휴게소에서 또 사먹고 집에 와서 뻗어버렸지. 나중에 한 번 혼자 해봤어. 똥은 일주일 만에 나오더라. 때 되면 나온다고 생각했기 때문에 맘 편히 있었지. 굶은 만큼 하루에 다 먹었는데도 흡수를 많이 해서인지 일주일 만에. 그러나 수월하게 눴다.

발효액이 몸에 그렇게 좋다잖아. 강원도로 서울로 발효액 담는 거 배우러 다녔지. 정말 어마어마하게 만들었다. 항아리도 사고, 유기농 설탕에, 사탕수수당, 꿀도 샀어. 아직도 집에 찾아보면 있을 거야. 낙서에다가 발효액 담는 내 방법 적어둘게.

나 밥따로 얘기하다가 밤샐 수도 있어.

6
요긴하게 써먹었던 시간들

●●●●● 이것저것 배워가는 와중에 어느 분이 지나가듯 얘기하셨는데 내가 덥석 물었다. "땀으로 버는 돈"이 화두야. 나는 쉬운 일 하면서 돈 벌었거든. 땀을 흘리면서 하는 일은 만성피로인 내가 할 수도 없었거니와 대부분 최저시급을 주잖아. 그래서 왠지 하기 싫고 그랬어. 최저시급은 "최저"시급이니까 그것보다는 많은 돈을 주는 일을 하는 게 맞는 것 같았고. 직업에 대한 편견과 그에 따른 귀천이 있다고 생각했던 거겠지. 밥따로를 하기 전에는 힘든 일을 해본 적이 없어. 허약한 몸과 편견 가득한 생각들 때문이지.

밥따로 식사법이라는 게 편한 일을 하는 사람들에게만 적용되는 것이라면 내가 공유하고 싶을 만큼 가치가 있나? 그저 하나의 작은 건강법일 뿐이잖아. 노는 사람이 좀 아프면 어떠냐? 쉬엄쉬엄 하는 일을 하면서 좀 아프면 어떠냐? 쉬면 되잖아. 그런데 일하는 사람, 특히 몸 쓰는 일을 하는 사람들은 어떨까? 참을 만한가? 구경만 하던 내가 그 안을 알 수가 있나. 땀 흘리는 일을 하면서도 건강을 유지할 수 있어야 정말 가치가 큰 건강법이고 더더욱 함께하고픈 건강법이 되는 거라고 생각했어.

20대 초반에 따둔 제과 자격증을 가지고 백화점 식품관에 있는 치즈케이크 가게에 취업을 했어. 나름 정말 큰 용기를 낸 거야. 최저시급. 아침 6시부터 오후에 사장님 오면 교대했어. 5시에 일어나서 출근하려고 버스를 타면 사람들이 많이 타고 있더라. 텅 빈 버스일 거라고 생각했는데 살짝 슬펐어. 아침은 굶고 점심은 구내식당에서 먹었는데 첫날부터 밥따로를 했고 사흘 정도 하니까 적응이 되는 것도 같더라고. 그래서 국물까지 막 먹었어. 그랬더니 그냥 바로 입술 터지고 온몸이 난리나는 거야. 아랫입술이 좌우 다 터지는 건 처음 겪어봤다. 가게에는 의자도 없었지만 의자를 둘 만한 공간도 없었어. 아침에 출근해서 치즈케이크를 만들고 진열하고 판매를 해. 점심시간에 식당에서 앉아서 먹고 휴게실에서 쉬었다가 내려와서 또 서서 마들렌 같은 거 만들어. 나흘 만에 국 말아먹고 몸이 만신창이가 되었어. 다음 달 다시 모래 같은 밥을 씹으면서 다짐했지. 밥따로 꼭 하면서 일해야겠다고. 밥 먹고 휴게실에 가면 다들 약 먹어. 한약이든 영양제든 다들 챙겨 드셔. 그리고 쉬는 날에는 다들 병원을 다니시지. 식당을 오르내리는 엘리베이터에서는 1분 동안 많은 애기를 듣는다. 가게마다 하루에 몇 억을 팔기도 하고 문들 닫기도 해. 백화점에서 뭘 살 일이 없었던 나는 그 1분이 너무 재미있었어. 백화점 슈퍼에 있는 하나씩 포장된 딸기는 금방 다 팔리더라. 출근할 때 보면서도 그냥 장식용으로 갖다둔 줄 알았는데 점심 먹으러 가면서 보면 없어. 다들 힘드니까 말도 거의 안 해. 다들 일만 해. 백화점에 손님이 오는 시간이 되면 사람들이 말도 하고 웃기 시작해. 나만 밥따로를 하잖아. 나는 일하는 게 재미있더라고. 만드는 것도 재미있고, 파는 것도 재미있고. 그러다 중간중간에 또 치킨에 콜라 마시면서 하루씩 날리기도 했지. 왼팔에 화상흉터 있는데 치즈케이크 다 망친 날에 당황해서 다친 거야. 당연히 그날 막 먹던 날이야. 밥따로는 몸이 힘든 일할 때 꼭 필요하다는 걸 강력하게 체감했지.

케이크 가게는 문을 닫게 되었어. 또 놀다가 여차저차 하게 된 땀으로 돈 버는 일은 김밥집이었어. 처음 하는 일인데 다행히도 새로 문을 여는 가게라서 본사에서 김밥을 가르쳐 준다고 해서 주인장과 다녔어. 그렇게 개업한 진짜 개업집. 너네 김밥집이 얼마나 바쁜지 모르지? 당연히 출근해서 밥시간 빼고는 계속 서 있어. 맛있는 거 많으니까 잘 먹다가 보니 아침마다 손가락부터 손목까지 통통 부어서 주먹을 못 쥐더라. 바로 굶었어. 아침부터 먹지도 마시지도 않고 굶고 일을 하니까 점심 지나서 손이 시원해지면서 풀리더라. 그리고 당연히 밥따로 했어. 아침은 김밥. 점심은 면.

김밥만 마는 사람이 나 포함 넷이었는데 개업집은 진짜 바쁘더라. 그런데 정말 나는 신나게 일했다. 김밥도 잘 말고 몸도 건강하고. 주 6일 일하는 곳이라 일주일에 하루 쉬었거든. 쉬는 날 오전에는 떡 배우고, 오후에는 빵 배우고 저녁에는 수화를 배우러 다녔어. 수화는 너무 조용해서 금방 그만뒀고 빵과 떡은 계속 배우러 다녔어. 내 작품들은 다음날 가게 가서 나눠 먹었어. 그러다 내가 정말 몸이 어찌 되었는지. 그냥 틈틈이 김밥 주워 먹고, 밥시간에 재봉틀까지 배우러 다녔어. 너희는 쉬는 날에 뭐하니? 쉬는 날이 일하는 날들 때문에 잠으로 채워지고 있는지 살펴보렴. 나는 그날의 피로는 그날로 해결했다. 밥따로 먹어서. 물론 회식이네 뭐네 해서 흐트러지기도 했지. 하하하하 10개월 정도 일했어.

다음은 도시락 가게. 여기는 정말 사람들이 재미있더라. 주방에 일하시는 어르신의 요리 솜씨가 정말 최고였어. 당연히 밥따로 먹으면서 일 잘했고 일에 적응했나 싶어서 막 먹으면 퇴근 후에 계속 쉬여야 되더라. 도시락도 맛있었고 여러 상황들도 재미있었지만 목공 배우고 싶어서 그만뒀다. 목공은 내가 정말 하고 싶었던 일이었거든. 나무 만지는 거잖아. 내가 처음으로 뭔가 해보고 싶다고 생각했던 건 나무 조각하는 거였어. 그런데 내가 그림을 진짜 못 그려. 미대는 기본적으로 그림을 잘 그려야 하잖아. 그리고 친구가 하는 거 보니까 비용이 어마어마하게 들어가는 것 같더라고. 그래서 그림부터 배우려니 너무 막연해서 속으로 삭였어. 목공 광

고를 우연히 보고 찾아가서 그냥 시작했어. 뭔가 깊은 곳이 치유되는 듯한 기분을 받았다. 참지 마. 다 몸 어딘가에 쌓여있어서 무겁게 살게 되니까.

또 시작한 건 다른 김밥 가게
그다음은 반찬 가게 이런저런 일들

주중에는 아침부터 편의점에서 일하고, 주말에는 편의점 야간 알바를 했어. 커피로 버티는 건 진짜 바보짓이야. 밥따로를 해야 해. 야간에 일을 해도 멀쩡하게 오전 보내고 오후에 자더라. 야간에 커피 마시고 과자 먹고 하면 그냥 일하면서도 졸아. 주중에는 아침에 늦잠 자서 택시도 타야 했어. 내 몸은 밥따로를 하지 않으면 예전처럼 헐렁한 일하면서 12시간씩 누워 지내야 한다는 걸 매번 알게 되더라. 반대로 나 같은 몸이더라도 밥따로를 하면 힘든 일도 충분히 해낼 수 있다는 것도 알았다.

전반적으로 밥따로를 하면 어떤 일을 하든, 언제 일하든, 얼마나 힘들든 다 버텨. 쉬는 날은 진짜 내 맘대로 쓰는 날이 돼. 안 하면 쉬는 날도 자는 날, 일 끝나면 자는 시간 이렇게 돼. 직업의 귀천은 건강 상태에 따라서 생기는 것 같아. 어떤 일을 하든지 밥따로를 하면 일이 재미가 있어. 몸은 멀쩡해. 무슨 일을 하는 거와는 상관없어. 그래서 밥따로를 하는 사람에게 직업의 귀천은 없다고 생각해. 진심으로 없다고 생각해. 어떤 일을 하든지 건강하게 일하면, 일상으로 돌아온 시간에는 하고 싶은 거 생각도 나고, 할 수도 있거든. 몸과 마음의 건강이 충분하니까 원하는 다른 일을 준비하는 것도 충분히 가능해.

틈틈이 잠만 자고 있다면 밥따로 먹어봐.

❼
12년

●●●●● 나는 이렇듯 어떤 일을 하든 즐겁게, 건강하게, 멀쩡하게 그 시간들을 보냈는데, 같이 일하는 모든 분들은 쉬는 시간에 약을 먹고 쉬는 날에 한의원을 다니셨지. 한두 가지 고질병들로 정기적으로 병원에 다니시거나, 챙겨 먹어야 하는 약이 있거나. 대부분의 노동자들이 그렇더라. 실제로 건강한 사람들은 별로 없더라고. 땀으로 벌어서 병원이나 약국에 일부 가져다주더라. 당연히 기회가 되는 대로 밥따로를 알려드렸지만 대부분은 흘려 들으셨고 한두 분은 하시다가 명현을 만나면 나한테 이유를 물으셨는데 내가 어떻게 원인을 알겠어. 그러니 신뢰를 잃었지. 결국 나를 좀 특이한 건강한 체질의 소유자라고 여기셨고 밥따로는 그만두셨어. 내가 지식이 부족하니까 자신이 없어서, 명현들 지나가는 거라고 그냥 계속해보시라고 할 수가 없더라. 카페를 뒤져서 찾아보기도 귀찮고 나도 일하느라 배우러 다니느라 바빴고 나는 보통 사람이잖아.

나 보통 사람이잖아. 점점 밥따로를 권하지 않게 되었어. 나 또한 필요한 만큼만 해나가고. 같이 하고 싶은 마음이 있었고, 나 또한 몇 가지 의문들이 있었고, 뭔가 공식이나 원리 같은 걸 설명해주고 싶은 마음도 있어서 틈틈이 책도 읽고 여러 가지 배우러 다니는 건 계속했어. 더 나은 게 있으면 그걸 발견하는 것도 좋은 거고 명현에 도움이 되는 것이면 좋겠다고 생각했거든.

살짝 여건을 벗어나더라도 갚으면 되니까. 그래도 가급적이면 1년 안에 해결 가능한 경우에만 배우러 다녔어. 시간과 비용 문제로 맛보듯이 기초까지 배우고 그만두기도 했고, 미쳐서 끝까지 가보기도 했다. 재능이 없는 건 아예 배우지 못하기도 했어. 잘 안 가르쳐 주시는 게 눈에 보이면 그럴 때도 기본만 하고 나와버렸어. 내 인생을 쏟아버리고 싶을 만큼 나를 유혹하는 것도 없었기에 쉽게 그만두고 다른 거 찾아보고 그랬네.

여러 "주먹 내지르기"들이 2020년 봄부터 정리가 되더라. 그리고 글을 쓰기 시작했어. 배운 것들 정리하고 이렇듯 책을 한 권 만들어서 세상에 던져주고 싶었거든. 대놓고 설명해주고 다들 건강하게 살아라고 말이야. 그러던 어느 날 어떤 계기로 인해서 내가 처음 밥따로를 알게 된 그 사이트에 밥따로에 대한 글을 올렸어. 의외로 많은 분들이 시작하시더라고. 한 분이라도 더 해보시라고 질문마다 최선을 다해서 설명해드렸다. 4시간 자고 출근했다. 감정적으로 욱해서 이거라도 알고 계시라고 쓴 글이었기 때문에 글도 엉성했고 별 기대는 없었는데 댓글을 달아댔더니 자생력을 가져버렸네. 그래서 행복해. 카페에 주소를 링크해둘게.

내가 태어나서 가장 행복했던 기간은 2020년 11월 3일부터 지금까지인 것 같아. 나 정말 20대 30대 힘들었거든. 그런데 11월을 겪고 나니, 다시 20대로 돌아가서 고스란히 또 겪는다고 해도 그러겠다고 말할 수 있겠더라. 정말 그래도 괜찮다고 생각했어. 건강해졌다는 후기 읽다가 넘 좋아서 울고 그랬네. 내가 하고 싶은 일이 결국 이거였나 싶어. 그 행복감으로 쓴다.

제2부
밥따로 물따로

① 만든 분

●●●●○ 이상문(1939~) 밥따로 물따로

　김영수님이 영생에 관한 생각을 하시면서 성경을 보시다가 식사법을 발견하셨대. 주워들은 바에 의하면, 성경에 사막인가 광야에서 "만나"라는 음식만 먹고 40일 헤매는 이야기가 있다며? 그 음식 한 가지만 먹고도 건강하게 광야를 건넜다는 걸 보시고 "물은 안 마셨네."라고 생각하셨대. 전 세계에서 성경책이 가장 많이 팔리고 읽혀진 책이라던데, 어떤 화두를 가지고 책을 읽느냐에 따라서 다르게 읽히는 거겠지. 다음 카페에 보면 100세 나이에도 맨눈으로 성경책을 보시는 사진이 있어.

　영생이라는 화두를 가지고 계셨던 분이 성경책을 읽고 정리하신 건 저녁만 먹고 물은 밤에만 마시는 거야.

박도섭님은 6·25전쟁에서 다치셨대. 뇌를 다쳐서 말도 제대로 못하시고, 하반신 불구로 누워서만 지내셨대. 하루 이틀도 아니고 평생 식구들의 보살핌을 받으며 살아야 하니 짐만 되는 것 같아서 죽을 결심을 하셨지. 그래서 굶어 죽으려고 물도 밥도 아예 안 드셨대. 그렇게 쫄쫄 굶은 지 13일째가 되던 날에 석고처럼 굳어있던 다리가 조금씩 풀리기 시작하더래. 6·25는 1953년 여름에 끝난 전쟁이야. 10년을 누워있다가 다리가 움직이기 시작한 거야. 신기하지? 그렇게 앉은뱅이에서 절름발이가 되어 지팡이를 짚고 근처 파고다 공원으로 운동 삼아 산책을 다니셨어. 거기서 영생에 대해 설교를 하시던 김영수님을 만나신 거지. 저녁만 먹고 밤에만 물을 마시는 식사법을 40일 하면 다리가 다 나을 거라고 가르쳐 주셨고, 박도섭님은 그렇게 하셨대. 보통 세 끼 먹잖아. 그러다 한 끼만 먹으니까 살이 막 빠지고 몰골이 말이 아니게 돼서, 가족들이 김영수님한테 따지러도 가시고 난리가 났었대. 그렇지만 박도섭님은 13일을 완전히 굶었다가 걷게 되신 분이시라, 꿋꿋하게 이 말도 안 되는 식사법을 해내셨어. 그리고 약 100일이 지나자 신기하게도 두 다리가 멀쩡하게 나으신다. 절름발이에서 건강한 몸이 되었으니 10년 신세를 진 가족들의 생계를 위해서 노상에서 풀빵을 만들어 파는 일을 하고 계셨어.

1962년에 이상문 선생님은 박도섭님 옆에서 새우튀김 장사를 하셨대. 텔레비전에서 성공한 운동선수를 보고 마라톤 선수가 되고 싶으셨대. 그래서 옆에서 장사하는 박도섭님께 아침에 달리기를 같이 하자고 했고, 그렇게 아침마다 같이 달리게 되었다네. 목적지는 삼각산. 그때 이상문 선생님이 24세셨고 박도섭님은 30대 초반으로 보이는 42세 중년이셨는데 늘 박도섭님이 앞질러 달리셨어. 도착하면 이상문 선생님은 샘물을 벌컥벌컥 들이켰지만 박도섭님은 한 방울도 마시지 않으셨지. 이상문 선생님은 고질병인 천식이 있었는데 본인은 가쁜 호흡으로 기침을 해대면서 샘물을 마시고, 같이 달리고도 물 한 방울 마시지도 않고 지친 기색도 없이 멀쩡한 아저씨가 너무 신기했겠지. 왜 안 마시느냐, 어떻게 나보다 잘 달리느냐 여쭸어. 박도섭님은 본인 이야기를 해주시면서 풀빵 두 개가 본인의 하루 식사의 다라고. 이상문 선생님도 천식을 고칠 수 있으니 풀빵으로 저녁만 먹고 밤에만 물 마시는 식사법을 해보라고 가르쳐 주셔. 풀빵은 밀가루에 소금간만 조금 해서 되게 반죽해서 구워 먹는 거야. 인도 음식 중에 "난"을 떠올리면 되겠다.

고질병이었던 천식이 낫고, 이상문 선생님은 이 식사법에 대해 의문이 생기셔. 박도섭님이 하셨던 단식도 궁금하셨을 테고 말이야. 이렇게도 먹어보고 저렇게도 먹어보고 굶어도 보고 몸을 많이 상해가면서 본인을 실험체로 해서 여러 가지를 해보셔. 13일 단식을 하고 사흘 기절하시면서 유체이탈(?)을 경험하셨대. 이상한 분이시지? 건강해졌으면 보통은 일을 더 열심히 하고 돈이나 벌었을 텐데, 여건이 힘든 분이 풀빵과 물을 시작으로 건강에 대한 연구를 시작하시다니 말이야. 자기 몸 써가면서, 여러 우여곡절 속에서 밥따로가 정리가 돼. 식이요법만으로 다 된다고 생각하셨기 때문에 이렇게 스스로를 투자한 마구잡이식 실험은 몸을 상하게 했고. 정작 밥따로를 만들었다는 분의 영상을 보면 별로 건강해 뵈지는 않는다. 실제로 뵈면 기운이 있으시던데 영상은 그걸 담지는 못하는 것 같아.

굶고 먹고 마구 하시는 와중에 피골이 상접한 상태로 목욕탕에서 씻으시다가, 귀 뒤를 문지르는데 다리가 찌릿하더래. 또 그걸 가지고 음양침법을 고안하셔. 초판본 책에는 이야기들부터 침법까지 다 나온다. 지금도 내 몸에 내가 찌르는 건 합법, 소수의 침술사 자격을 가진 분들과 한의사 분들이 남을 찌르는 것도 합법. 그 외에는 다 불법이야. 의료법 위반이야. 그래서인지 개정판에는 빠져 있더라. 나중에 중고서점에서 책을 구해서 보니 다 있더라고. 스스로 하는 지압법으로 대체할 수 있으니 너무 아쉬워는 말도록.

※ **음양침** : 좌병우치, 우병좌치, 상병하치, 하병상치
   　　　　　 : 태충, 도인, 예풍, 편력, 합곡, 태능, 내정

무자격으로 남한테 찌르는 침은 불법이야. 덕분에 의료법 위반

으로 처음 감옥에 가셨지. 사람들은 참 웃기다. 아무리 무자격이라지만 효과가 있는 치료를 해주시던 분이 감옥에 가니 그냥 발길을 딱 끊어버리더래. 노예근성일까. 권위에 대한 심리적인 뭔가가 있는지 본인 몸보다 체면인지, 정말 아무도 면회를 오지 않으셨대. 게다가 하던 대로 하지도 않았나봐. 그냥 관련된 모든 것들을 싹 다 절연하셨는지, 출소해서 보면 다들 돌아가셨더래. 위중한 사람들이 병원에서도 답이 없다는 사람들이 이상문 선생님한테까지 왔었을 테니까 그랬겠지. 그게 참 슬프더래. 섭섭함보다 슬픔. 모두 건강해지고 있던 사람들이었으니까.

출소 후에 사람들 고치다가 또 감옥에 가셨지. 같은 상황에 딱 한 분 면회도 오시고 계속 조언을 받으시면서 식이요법 이어가시면서, 선생님 댁에 쌀도 들여다 주시던 분 계셨는데 그분만 완쾌하셨다고 해. 내 생각에는, 건강해져 가는 것에 고마움을 표하며, 면회까지 오셨던 그 한 분의 영향인 것 같은데, 책을 쓰셔. 밥따로 먹는 식사법은 선생님 혼자만 잘 알고 혼자만 써먹는 그런 게 아니라는 생각을 하게 되셨대. 할 사람 다 하고 모두가 알아라는 마음으로 감방에서 책을 쓰셨지. 그래서 과거지사들, 판매하고 있는 이고식 만드는 방법, 스스로 찌르는 건 합법인 음양침법, 책에 모두 쓰셨어. 초판본의 문장은 투박하지만 정말 진심이라는 걸 느낄 수 있는 솔직함이 담겨 있으니 기회가 된다면 도서관이나 중고서점에서 구해서 읽어봐. 내가 산 책은 낙서도 있다. 초판이든 개정판이든 "밥따로 물따로" 제목으로 나온 책을 읽어봐. 김영수님, 박도섭님, 이상문 선생님으로 이어지는 이야기 부분이 정말 재미있어. 마음 같아서는 아예 복사를 해서 이 책에도 담고 싶다.

세종대왕님의 가장 대단한 점은 한글 "반포"라고 생각해. 모든 지식들은 권력의 기반이 되지. 모르는 것에 대한 두려움들을 모두가 기본적으로 가지고 있으니까. 나보다 많이 아는 사람들을 경외하고 두려워하잖아. 반대로 나보다 모르면 쉽게 무시하기도 하고. 나라의 최고 권력자가 지식이라는 것을 공유한다는 건 엄청난 일이야. 경외심을 즐기는 것도 엄청난 유희니까. 지식욕은 티 나지 않는 가장 나쁜 욕심이라고 생각해. 이상문 선생님도 그거 내려놓으신 거야. 지식을 공유한다는 건 많은 용기가 필요해. 밥따로 먹는 거 알고 보면 별거 아니잖아. 그렇지만 알아내는 과정은 너무 힘들거든. 초판본 책을 보니 그 마음까지 보이더라고. 지식욕에서 독립하고, 밥따로에 자유를 부여해서 풀어놓으신 거지. 나는 밥따로가 "건강계의 한글"이라고 생각한다.

어렵고 비싸고 시술자가 필요한 여러 가지 방법들이 효과는 좋을 수 있지만, 그 혜택은 여건이 되는 소수만 누릴 수 있잖아. 100%가 되기에는 부족하지만, 밥따로보다 나은 건강법이 있을까? 쉽고, 무료로 누구나 할 수 있는 데다가 무엇보다도 효과가 좋다는 것이 밥따로가 가지고 있는 가장 큰 가치야.

② 기본 방법

•••••

밥따로 물따로 책

① 공복에 물을 마시면 안 된다.

② 식탁에서 국과 찌개를 추방해야 한다.

③ 식후 2시간이 지난 후에 물을 마셔야 한다.

④ 물을 마신 후 2시간 이내에는 음식을 먹지 말아야 한다.

⑤ 일체의 간식을 금한다.

⑥ 밤 10시 이후에는 일체의 음식을 먹어서는 안 된다.

밥따로 물따로 다음 카페

① 물은 식후 2시간이 지난 후부터 다음 식사 2시간 전까지는 마음껏 마실 수 있다.

② 식후 2시간이 지난 후에도 물이 먹고 싶지 않을 때는 의무적으로 마시지 말라.

③ 식후 2시간 후에 물을 마셨는데 기운이 가라앉는 증세가 있으면 1시간 후에 마신다.

④ 식후 2시간 후에 물을 마셨는데 변비가 생기는 경우는 1시간 후에 물을 마신다.

⑤ 식후 2시간 후에 물을 마시거나 아침, 저녁 두 끼로 조절할 때는 밤낮으로 잠이 오는 수가 있다. 특히 2개월 반까지 잠이 오는 경우가 많은데 이럴 때는 잠을 실컷 자도록 한다. 음양식사법으로 잠이 오는 것은 그동안 피로해 있던 신경세포가 안정되어 간다는 증거이다.

⑥ 음양식사를 하다보면 좋은 효과를 보는 듯하다가 몇 달이 지난 후에는 오히려 위산과다증이나 자주 체하는 증상이 올 수 있는데, 이때는 식사를 전과 같이 1일 3식으로 하면 정상으로 회복된다.

간단하게 정리하자면 기본적으로 공복에 첫 음식은 고체로 먹고 식사 전후 2시간은 먹고 마시는 것을 쉬어. 그리고 22시 이후부터 첫 식사까지 공복을 유지하는 거야.

❸ 암환자식

●●●●● 밥따로 물따로 책에서 그대로 가져왔어. 제목은 암환자식이지만 누구나 해도 좋아. 좀 빨리 건강해지고 싶다고 생각하는 분들은 하시기도 해. 그런데 이거 정말 어려워. 그리고 몸이 달라지는 것도 빨라서 비정상인 것처럼 느껴지기도 하거든. 그래서 잘 이해하고 시작해야 되는 방법이야.

① 아침, 저녁 1일 2식을 한다.
② 일체의 기름기(식물성 기름 포함), 고기, 두부, 식초 및 식초를 친 음식, 상추, 생야채, 설탕 및 설탕을 친 음식, 가게에서 파는 가공 음료수, 과일, 팥, 생선 등을 먹으면 안 된다.
③ 일체의 간식을 금한다.
④ 공복에 물 마시는 것을 금한다. 음용뿐만 아니라 아침에 샤워나 목욕을 하는 것, 수영, 머리 감는 것 등을 모두 금한다. 이런 것들은 저녁식사 후 물 마시는 시간에 하는 것이 좋다.

⑤ 아침식사는 오전 6~8시에 하고 저녁식사는 오후 5~7시 사이에 한다.

⑥ 식사를 할 때는 반찬보다 따뜻한 밥을 먼저 먹고, 찬 음식은 절대 금한다. 찬밥도 먹지 말아야 한다.

⑦ 물은 저녁식사 후 2시간이 지난 때부터 밤 10시 사이에 마신다. 이때도 물은 미지근하게 데워서 마셔야 하며 찬물은 금한다. 양은 자신에게 맞게 조절한다.

⑧ 크게 신경을 쓰거나 화를 내지 않도록 주의한다. 암환자에게 가장 무서운 것은 체하는 것인데 신경을 쓰거나 화를 내거나 찬 음식을 먹으면 체하기 쉽다. 만약 이런 상황이 발생하면 재빨리 침을 놓아 응급조치를 취한다.

⑨ 누워있거나 가만히 앉아있기보다는 가벼운 운동을 하거나 걸어다니는 것이 좋다.

⑩ 입에 침이 마르거나 밥맛이 없거나 힘이 딸리는 사람은 먼저 이고식을 섭취해 몸 상태를 호전시키는 것이 좋다.

⑪ 음양식사법 실천을 위한 상담 및 지도를 받는 것이 좋다.

※ **이고식** : 밀, 보리, 콩, 팥, 조, 귀리를 같은 분량으로 하여 분말로 만든 다음 된 반죽을 하여 인도 음식인 난처럼 얇게 밀어서 구워 먹는다.

④ 단식

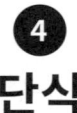 포도 단식 같은 거 대충 따라해 본 적 있는데, 좀 웃긴다고 생각했어. 포도를 먹는데 어떻게 단식이야? 그리고 배고프다고 물 많이 마시잖아. 물은 음식도 아닌가? 물을 마시는데 왜 단식이라고들 할까라는 생각을 했었는데, 밥따로 단식은 정말 아무것도 안 먹어. 진짜 단식이야. 물도 안 마셔. 야생동물들도 다치거나 하면 이렇게 아무것도 안 마시고, 안 먹는대.

2박 3일 단식

① 공복을 유지한다.
② 밥도 먹지 않고 물도 마시지 않는다.
③ 3일째 되는 날 저녁밥과 저녁물을 먹고 마신다.
④ 중도에 그만하고 싶다면 그날 저녁 밥시간에 밥을 먹고 물시간에 물을 마신다.

⑤ 보식이 전혀 필요 없다. 다음날부터 하던 밥따로를 이어서 하면 된다.
⑥ 단식하는 동안에 몸을 움직여준다. 발끝치기나 산책 정도면 충분하다.
⑦ 변은 때가 되면 나온다.

2박 3일을 초과하는 단식
① 무리하고 있다는 것이 느껴지면 바로 멈추고 그날 저녁밥과 저녁물을 먹고 마신다.
② 보식이 필요하다. 단식 기간만큼 숙채식으로 밥따로를 한다. 3박 4일 동안 밥따로 단식을 했다면 3일 동안 숙채식으로 밥따로를 한 다음 밥따로를 이어서 한다.
③ 변은 때가 되면 나온다.

단식은 효과도 좋지만 반응도 빨라서 명현도 세게 오는 경우가 많아. 참여했던 분 얘기 들어보니까 먹은 것도 없는데 토하기도 하고, 감정이 울컥해서 울고 그랬대. 그러니까 욕심내지는 말고. 해보고 싶다면 스스로 하는 지압법들 그거 알아뒀다가 명현이 일어나면 다스려가면서 하도록 해. 그리고 굶는다고 해서 마냥 누워만 있다거나 하면 더 힘들어. 움직이고 어느 정도는 일을 해도 괜찮아.

❺ 물단식

●●●●● 밥시간에 밥은 뽀송하게 먹으면서 물시간에 물을 생략하는 방법이야.

건조한 미숫가루는 오래 보관해도 멀쩡하지만, 염도가 낮고 촉촉한 것들은 공기에 닿으면 바로 상하기 시작하잖아. 습기가 가득한 여름에 곰팡이가 더 잘 생기지. 몸도 비슷해. 몸을 말려버릴 수는 없지만 적어도 물을 덜 추가하면 몸이 빨리 좋아져. 몸에 염증이 있거나 물 말아 밥을 먹어버렸을 때도 1~3회 정도 해주면 원래 하던 밥따로로 빨리 돌아올 수 있는 방법이기도 해. 몸에 작든 크든 물집이 있다면 하루 정도 물단식을 하면 가라앉아. 통증에도 하루 정도면 효과가 나타나.

특히나 물집은 작은 크기면 그대로 둔 채로 동네 가게에서 쉽게 살 수 있는 1회 죽염가루를 부위에 뿌리고 밴드로 고정해서 붙여

두면 반나절이면 가라앉아. 자잘한 화상에도 그렇게 하면 통증도 빨리 가라앉고 흉도 없고 그렇더라. 내 몸이기 때문에 죽염 공부할 때 익혀뒀던 것들 써먹은 것이니 각자는 각자가 알아서 해보도록 해.

감기에 걸린 것 같다면 물단식을 해버려. 하루면 머리가 맑아져. 심한 감기라도 이틀이면 몸이 정신 차릴 거야. 똥이 걱정될 텐데, 때 되면 나온다. 물 많이 마시면서 보름 한 달 피곤하게 사는 것보다는 하루 물단식 해버리는 게 더 낫다고 생각해.

목공을 배우면서 실수로 손가락을 3~4바늘 꿰맨 적이 있어. 병원을 다녀와서부터 단식을 시작했고 당일은 병원에서 치료받은 진통제 힘으로 잤겠지만 다음날부터는 정말 손가락에 통증이 없었어. 다치고부터 다음날까지 하루는 꼬박 단식해버렸어. 그리고 다음날 하루는 물단식을 이어서 했어. 모래알 같은 밥을 먹고 목이 마르기는 했지만 통증이 없으니까 신기하더라. 다친 당일 외에는 진통제와 항생제를 맞지 않았고 약도 안 먹었어. 손가락은 아주 잘 아물었지. 병원에서 거즈를 가는데 거즈가 덕지덕지 붙어있는 게 아니라 그냥 뽀송하게 들리더라. 염증이 정말 조금도 없었어. 그래서 거즈를 갈 때도 전혀 아프지 않았고 주사도 안 맞았어.

사흘쯤 지나서는 그냥 또 먹어버렸거든. 그렇게 지내다가 다음

해였나. 여하튼 그러고도 한참 후에 신기한 일을 겪었어. 내가 옻 알러지가 있는데 그걸 몰랐어. 옻닭을 먹으러 가서 먹어버린 거야. 정말 손이 퉁퉁 부어서 난리가 나더라고. 당황해서 그냥 버텨 보다가 또 하루 단식하고 이어서 물단식을 했지. 그랬더니 가려움 같은 건 하루에 가라앉고, 붓기는 그대로인 것 같더니 차츰 내려가면서 손가락에서 목공 배우면서 꿰맨 부분에 검은 딱지가 생기더라. 그게 사라지고 나서 흉터가 반은 사라져서 지금은 자세히 봐야 보이는 정도로 남았어.

6
이야기들

●●●●● 어느 날 엄마가 동생한테 가보라고 전화가 왔어. 아파서 학교를 못 가고 하숙집에서 끙끙 앓고 있다고 걱정되신다고 나더러 가보래. 내가 집에 말은 못하고 소심하게 책을 전에 보냈잖아. 당연히 아무도 안 했지. 나도 하다 말다 하는데 뭐. 동생한테 전화를 걸었지. 들어보니 겔땡땡도 안 먹히고 배가 너무 아프다는 거야. 그게 고등학생일 때부터 주욱 위장이 안 좋았다고 하더라고. 화가 나더라. 짜증도 나고. 고작 위장병 가지고 저 난리를 치고 있나 싶고. 원래 지혜롭고 똑똑한 사람들이 마음도 착하거든. 겪어봐라, 머리 나쁜 사람들이 욱하고 그런다. 그래서 내가 욱했어. 너는 그렇게 살다가는 서른 전에 위암으로 죽을 건데 나는 장례식 안 갈 거라고 그랬어. 내가 머리 좋아지는 걸 겪으면서 얘는 고3 때 꼭 밥따로를 해줬으면 싶었거든. 그래서 책을 보내줬고. 고3 때 하는 공부의 결과물이 정말 중요하잖아. 나는 기회를 놓쳤지만 얘는 했으면 싶었는데 내가 평범하

다 보니 말이 안 먹혔고 그 좋은 정보를 무시하고, 그냥 적당히 고3 보내고 적당한 대학 들어가고 아프다고 난리니 짜증이 났지. 내 말이 많이 서러웠나봐. 죽이나 사들고 와줄 것이지 죽을 거라고 하면서 전화나 해대고 있으니 열도 받고. 그리고 한편으로는 겁도 났겠지. 어떻게 하면 되냐고 방법을 물어보더라. 내가 속으로는 사흘이면 될 것 같았지만 혹시 몰라서 딱 닷새를 잡고 늦어도 일주일. 그 안에 효과가 없으면 내가 한 말 그대로 나한테 되돌려주면서 욕을 하라고 그랬어. 전화로 대강 설명해주고 물어볼 거 있으면 연락하라고 그랬어. 나흘 지났나? 위장은 멀쩡해졌어. 뭐 본인도 신기했던지 이후에도 주욱 해나가는 것 같더라.

원래 학교 갔다가 돌아오면 이불 펴서 눕는 게 일상이었대. 동아리 같은 거는 하나도 없었고. 내가 버스 놓치고 한 정거장 걸은 것처럼, 얘는 어느 날 이불을 펴는데 안 누워도 될 것 같더라네. 그래서 이불을 다시 접었대. 밥따로를 하면서 건강을 찾고 나면 이런 순간들을 만나는 경우가 있어. 전환점 같은 순간들을 겪고 그 전환점을 알아채는 것까지 한 번에 일어나는 그 순간. 그리고 그 순간을 겪고 나면 다르게 살아간다. 다른 건강법들은 마음까지 달라지는지는 모르겠더라. 여하튼 이날이 지나고부터 구경해보니 봉사활동, 동아리, 동호회, 자취로 독립, 코피 터져 가면서 기차여행 다니고 있더라. 지금은 그냥 똥쟁이 같아. 다른 건강법들을 해보는 것 같던데 정신 차리길 진심으로 바라.

맨날 수학 빵점 맞던 햄스터 닮은 귀여운 학생이 있었는데 정말 해도 해도 안 되는 "착한" 바보아이였어. 사람이 본인이 가지지 못한 것을 선망하잖아. 그래서 내가 착한 사람들을 좋아해. 학생이 머리만 나빴지, 정말 착하더라고. 일상생활을 물어보고 그에 맞게 시간표를 짜줬어. 애가 할 거라고 크게 기대하지는 않았는데 내 진심이 먹혀들어 갔나봐. 그렇게 한 달, 두 달 하고 있었대. 수학시간에 수업이 이해가 되기 시작하더라는 거야. 그래서 50점을 맞았어. 머리가 정말 맑아지더라고 하더라. 그리고 생리할 때마다 매달 한 곽씩 먹던 진통제를 안 먹어도 되더래. 국이 먹고 싶을까봐 식판에 국을 아예 안 받았대. 너무 귀엽지? 공부는 정말 안 해서 못하는 게 아니라 몸이 아파서 못하는 거라고 생각한다. 여건이 된다면 중고등학교 돌아다니면서 밥따로 먹어라고 강연해주고 싶다.

알바할 때 같이 일하던 학생이 있었는데 이런저런 얘기하다가 진로 얘기하면서 수능 다시 쳐보고 싶다기에 밥따로를 알려줬지. 한 달 정도 되니까, 당연히 시간이 가는 줄도 모르게 공부 잘 되고 머리 맑아지고. 원래도 똑똑해서 그런지 효과를 체험하게 되니까 정말 잘 지키더라. 꾸준히 해서 지금은 잘 되어 있었음 좋겠다. 공부할 기회가 있는 아이들이 밥따로를 해주면 그게 부러우면서도 참 행복해.

가끔 이런 상상을 해. 내가 독재자가 되어서 초중고 급식에서 국을 없애버리고 강제로 12년 동안 밥따로를 시키는 거야. 아이가 태어나고 싶을 때 태어나는 거지 엄마가 낳고 싶을 때 낳는 게 아니래. 원해서 태어난 거라면 원하는 것도 있을 테지. 그런데 원하는 것이 무엇인지 깨닫고, 꿈을 이뤄가는 경험을 하면서 살아가는 사람들은 소수에 불과하잖아. 나처럼 정말 하고 싶은 일이 무엇인지 아는 데 40년이 넘게 걸리기도 하고, 알았다고 해도 기회가 있느냐는 또 별개의 문제지. 다만, 몸이 건강하다면 좀 더 빠르고 쉽게 원하는 것을 찾아서 주어진 환경에서 최선의 방법과 실현 가능한 길을 스스로 찾을 수 있을 거라고 생각해. 여러 상황 속 다양한 길들 중에서 스스로에게 가장 잘 어울리는 선택을 자연스럽게 할 수 있을 거야. 몸이 건강하다면 행복하게 살아갈 수 있는 확률이 엄청 높아지겠지. 얼마나 좋을까. 장담하건대, 한 세대만 이렇게 하면 우리나라는 지금보다 훨씬 좋아질 거라고 생각해. 좋은 이웃들과 좋은 나라에 살고 싶다.

제3부
입맛대로 밥따로

① 입맛대로

●●●●● 밥따로 물따로는 따로 뭔가를 챙기는 것도 없고, 내가 처한 현실 안에서 할 수가 있는 건강법이잖아. 물 말아먹고 있던 것을 물과 밥으로 나눠서 밥 먹고 쉬었다가 물 마시면 되는 쉬운 방법이지. 빵 먹으면서 우유를 마셨다면, 밥시간에 빵 먹고 물시간에 우유 마시면 되는 거.

밥따로 물따로가 공짜에다가 쉽고, 효과도 정말 좋은데 뭔가 오래 할 수 없게 하는 뭔가가 있는 것 같았어. 다음 카페에 보면 건강을 찾으시면 많은 분들이 일상으로 돌아갔다가 다시 하고를 반복하셔. 아주 소수의 분들은 몇 년이고 하시지. 밥따로가 왜 소수의 것이 되어가는지 그게 궁금했어. 나 또한 다수 안에서 필요하다 싶으면 하다가 또 남들처럼 살다가 그러고 있었으니까. 그 의문이 나를 이것저것 계속 배우게 만들었지. 그리고 풀었다!

여러 책들과 많은 시간 생각한 것들을 정리하자면, 내 생각에는 지구에서의 몸은 자연의 일부이자 주인이고, 마음은 공간의 일부로서 몸에 잠시 머무는 벗이자 손님인 것 같아. 그러니까 지구에 사는 동안, 몸에 관한 것들은 몸이 주인이 되어 이끌어야 하고, 마음은 주인의 벗이 되어 동동해질 때까지는 허락과 양해를 구하면서 소통해나가야 한다는 거지. 소통이 되고 벗이 되고 나면 몸과 마음 모두에게 좋은 것을 함께 선택해나가게 돼. 몸은 몸대로 하고 마음은 마음대로 하고. 공자가 그랬다잖아, 원하는 대로 해도 규범 안에 있더라고 말이야. 진정한 자유란, 마음대로 살아도 내 자리에서 내 몫을 자연스럽게 해내는 거라고 생각해. 얇은 세포막이 흔들리기는 하지만 서로 균형을 지키고 있는 것처럼.

몸은 자연에서 만들어지고 태어났기 때문에 지구와 같은 자연스러운 흐름을 원해. 밥따로 먹는 방법은 맞지만, 그 방법만을 몸에 적용시키면 몸은 하나의 규칙이 늘어난 것으로 받아들여서, 아무리 소화가 잘 되고 살이 빠진다고 해도, 어느 정도 시간이 지나 마음이 원하던 몸이 되면 그때부터는 거부하는 것 같아. 위기를 벗어났으니 몸은 마음의 다스림을 더 이상 원하지 않는다는 거지. 우리가 계획한 것들이 무수하게 많지만 그 계획대로 실현되는 건 반의반도 안 될걸. 나는 돌아보면 계획한 것들은 다 비껴갔던 것 같아. 보통은 몸이 귀찮아서 며칠 하다가 말아버렸어. 내 마음은 원하지만 몸이 귀찮아지면 그걸로 끝나는 걸 보면 몸은 뭐든 일부러 시키는 거 싫어해. 그게 좋은 것이라 하더라도 말이야.

밥따로 먹는 것을 살짝 방향을 틀어서 몸이 원하는 것을 더 잘 제공해주기 위한 방법으로 사용하면 돼. 완벽하다. 하하하.

몸이 원하는 것은 뭘까? 입은 왜 가장 먼저 음식을 먹는 곳이 된 걸까? 씹으라고? 그치, 씹으라고 이가 있는 거야. 혀는? 씹은 거 넘기라고 있다고 생각해? 몸과 마음이 합치하는 그것은 뭘까? 식감일까? 나는 맛이라고 생각해. 그래야 밥따로가 일상이 될 수 있어. "밥따로 물따로"가 규칙이 아니라 생활이 되려면 입맛대로 먹어야 해. 몸을 다스리는 게 아니라 몸과 소통하는 거야. 몸이 원하는 것을 제대로 주는 거잖아. 몸이 원하는 것이 무엇인지 함께 잘 알려면, 뽀송하게 먹어야 되겠지. 뽀송하게 먹어야 쉽게 씹고, 음식들 사이로 침이 들어가고 충분히 맛을 볼 수 있으니까. 그러니 "입맛"대로 밥따로를 해야 된다고 생각해. 맛을 위해 밥따로 먹는 거야. 밥따로 물따로 먹어야 하는 게 아니고, 맛을 잘 보려고 그렇게 먹는 거야.

몸아. 입맛대로 실컷 먹어. 입맛을 잘 볼 수 있도록 밥따로 뽀송하게 먹을게. 그리고 먹고 싶은 만큼 좋아하는 것을 충분히 먹을게. 몸은 몸이 하려는 대로 내버려둘 거야. 그리고 내 마음은 내 맘대로 할 거다.

입맛대로 먹으면 "밥따로 물따로"를 하는 것보다 느려. 내가 처음 밥따로를 할 때처럼 먹는 그것들을 딱 나눠서 시간대로 먹고 마시면 효과가 빨리 나타나. 살도 금방 빠지고, 명현들이 훅훅 나타나지. 소독과 소화흡수는 잘 되면서 먹는 양은 그대로니까. 그런데 입맛대로 양껏 먹으면, 소화도 잘 되고 침샘도 폭발해서 맛도 잘 느끼게 되고 뭐든 충분히 먹게 되잖아. 그렇게 맛을 찾아가면서 필요한 양을 가늠하는 시간들이 필요하니까. 몸과 마음을 이어서 소통을 하고 대화를 나누면서 협의하는 시간들이지. 명현도 천천히 자잘하게 지나가. 느린 대신에 세세하게 정말 세심하게 말끔하게 달라지고, 몸과 마음 함께 꾸준히 좋아져. 시나브로 마음이 편해지고 그냥 하게 돼.

"입맛"이 내가 찾은 답이야. "밥따로 물따로"는 입맛대로 잘 먹는 방법으로 사용하는 거야.

② 밥따로

●●●●● 위장이 하는 일이 뭐라고 생각해? 왜 밥만 먹으면 뇌가 사용하던 피까지 위장으로 보내서 일을 할까? 소화시키려고? 그런데 소화에 관련된 효소들을 가장 많이 만들고 공급하는 곳은 췌장이란다. 췌장은 위장 아래에 있는 십이지장과 맞닿아 있지. 소화액은 십이지장을 타고 소장으로 내려가. 위장이 소화시키는 건 단백질 조금뿐이고 대부분의 것들은 소장이 소화시킨단다.

위장은 엄청 중요한 일을 해. 바로 "소독"이야. 소독이 얼마나 중요하냐면 위장 다음으로는 그 일을 제대로 할 수가 없거든. 내 몸 안에 있는 위장이 사용하고 있는 위산. 위액이 얼마나 강할까 싶겠지만. 영화나 드라마에서 보면 염산 같은 거 뿌려서 공격하잖아. 그거 맞은 사람들은 으악 으악거리고. 그런 염산이랑 비슷해. 살이 순식간에 녹아내릴 정도로 센 거야. 그게 우리 몸 안에 있어.

소화만 시키려면 그렇게 강한 산이 아니더라도 가능하다구. 위산은 음식들의 소독을 위한 거야. 위장과 십이지장 사이에는 유문이라는 게 있는데 뭘 먹으면 바로바로 위장을 거쳐서 십이지장으로 넘어가는 게 아니라. 유문을 닫아서 음식물들을 모아서 통째로 소독을 한 다음에 십이지장으로 넘겨. 십이지장은 위산 범벅인 음식들을 중화시켜 가며 췌장에서 소화액도 받아서 소장으로 넘기지.

위산은 단백질을 녹이는데 단백질로 이뤄진 자잘한 크기의 세균들은 모두 박살이 나. 기생충 같은 것들도 위산에는 박살이 나. 식물인 탄수화물 덩어리 현미밥을 삼키면 똥으로 현미 밥알 모양 그대로 나오지만 고기 삼킨다고 고기 모양 그대로 나오든? 우리 몸은 단백질 녹이는 데 아주 진심이야. 위장은 위산을 사용해서 단백질을 기반으로 하는 균들은 모두 박살낸다. 뭐 식물은 그만큼 잘 씹어 먹어야 한다는 얘기도 되겠다. 소독을 제대로 하기 위해서는 위산의 농도를 적당하게 유지하는 것이 필요하고 뽀송하게 음식들을 먹으면 쉬워지는 거야. 위장을 통과해버린 것들은 천하무적이 되어 온몸을 누빌 수 있어. 어떻게 먹어야 위장에서 소독을 제대로 할 수 있다고? 뽀송하게!!!

물을 한 모금 입에 물고 있어봐. 물을 삼켜버리고 이번에는 밥을 한 입 입에 물고 있어봐. 물과 밥 어느 게 더 쉬워? 물을 입에 물었을 때 밥보다 더 빨리 삼켜버리고 싶을 거야. 물에 섞여 있는 음식들은 오래 물고 있기가 힘들어서 씹기도 힘들고. 빨리 삼켜야 하니까 맛도 대강 보게 된다. 밥에 물을 말아서 먹으면 대강 씹고 삼키게 돼. 위장은 축축한 밥을 받아서 농도를 맞춰서 소독을 해야 하니까 많은 위산을 사용하겠지. 축축한 음식들 사이로 위산이 스며들기는 쉬울까? 찰흙에 물을 뿌려봐. 흘러내리기 십상이지?

밥만 먹으면 어떨까? 우선 씹게 돼. 거슬거슬한 것들은 삼키기 힘드니까 침으로 좀 적셔줘야 하니까. 그래서 씹어. 그리고 삼켜. 고슬고슬한 음식들 사이로 위산이 스며들어서 소독을 해. 모래에 물 뿌리면 순식간에 모래알 사이사이로 스며들잖아. 침으로 촉촉하게 넘겼는데? 질문 좋아. 침도 우리 몸의 일부인 살아있는 효소고 위액도 효소야. 친구들끼리는 잘 알아봐. 그래서 침은 많이 삼켜도 괜찮아. 침 신경 안 쓰고 위산은 자기 할 일 해.

2시간쯤 지나서 물을 마시면 물이니까 위산이 또 섞이기 쉽겠지. 소독이 잘 돼.

따로 먹으면 소독이 훨씬 쉬워져서 깨끗한 음식을 소장으로 줄 수 있어. 같은 양을 먹지만 위장이 하는 일이 훨씬 단순해지고 빨라져. 우리가 일을 할 때도 할 일을 분류해서 받는 게 편하잖아. 이것저것 섞어서 한 번에 하는 것보다 종류별로 한 가지씩 해내는 게 편하지. 그런 거랑 같다고 생각해. 공부도 그렇지. 수학 한 시간 정도 풀다가, 국어 한 시간 푸는 게 낫지. 수학 한 문제, 국어 한 문제 이렇게 풀어가면 짜증날걸.

위산은 우리 몸이 사용하는 효소의 하나야. 밥따로 먹어서 적당량의 효소를 효율적으로 사용하는 것. 이 한 가지가 되면 우리 몸은 여유가 생겨서 놀라울 만큼 건강해져 가. 뽀송한 밥에 위산이 완벽하게 소독해주면 넘겨받는 소장, 대장이 엄청 일이 편해지지. 우리의 면역력은 소화흡수시키는 데는 거의 사용하지 않아도 되게 돼. 물 말아 먹으면 농도 맞추려고 위산도 많이 사용하고, 그마저도 위장이 지쳐서 소독도 잘 안 되면 균들이 온몸으로 여기저기 돌아다니면서 몸을 더 고장내고 그랬을 거고. 위장이 본인 쓸 만큼만 위산을 사용해서 할 일을 제대로 해주면 십이지장부터 항문까지는 할 일이 훨씬 줄어들어. 고기는 잘 다져지고 멸균은 잘 되어서 깨끗하면서도 줄어든 일거리가 넘어오니까 여유가 생겨. 당연히 흡수율도 높아져. 그래서 장기적으로는 식사량이 줄어들어. 험한 일을 해내는 위장 내벽은 3~4일마다 교체가 된대. 그래서 위장 표면에 탈 났던 거는 밥따로 먹기 나흘이면 대부분 낫는다.

밥따로 먹으면 위장이 자기 할 일을 쉽게, 제대로, 잘해주니까 당장에 소장은 흡수율이 좋아지고, 대장도 깨끗한 물 맘껏 흡수하고 내장기관들 각자 여유롭게 할 일을 해내면 심장도 편해진다. 여차하면 일 생겨서 피를 보내야 됐는데, 뭐만 먹으면 소독해대야 하니까 다른 데 보낼 것도 위장으로 보내고 그랬는데. 그럴 일이 확 줄어드니까 머리로 피를 충분히 보낼 수 있게 돼. 그리고 신체적으로 속이 편해지니까, 정신적으로도 속이 편해져. 도미노처럼 그렇게 하나씩 하나씩 건강해져. 같은 걸 다르게 먹음으로 인해서 건강해져. 지금까지 소독하는 데 얼마나 힘을 낭비하면서 살았는지, 그 낭비로 인해 몸이 얼마나 힘들었는지 알아줘. 그리고 이젠 밥따로 먹어줘.

③ 하루 이해하기

●●●●● 우리는 하루씩 살아가지. 지구는 1년 단위로 계절이 바뀌고, 1년씩 살아가. 우리나라에는 양력으로 24절기라는 게 있어. 인간의 24시간을 지구의 24절기에 넣으면 이해하기 쉬울 거야. 24절기를 쓰지 않는, 우리나라와 날씨가 다른 나라들은 다를까? 밤과 낮이 있고 24시간이 있다면 적용할 수 있다고 생각해. 계절이 다르다면 먹을거리가 달라지는 것뿐, 지구의 1년은 인간의 하루야.

24시간과 24절기를 나란히 적어줄 테니 비교해가면서 읽어봐.

24시간 - 24절기 : 특징들

0시 - 12월 동지 : 밤이 가장 길다.

1시 - 1월 소한 : 겨울 추위 한 차례

2시 - 1월 대한 : 겨울 큰 추위

3시 - 2월 입춘 : 봄의 문턱(봄을 준비한다.)

4시 - 2월 우수 : 봄비가 내림

5시 - 3월 경칩 : 개구리가 겨울잠에서 깸(실질적인 봄의 시작)

6시 - 3월 춘분 : 낮이 길어지기 시작함

7시 - 4월 청명 : 봄 농사의 준비

8시 - 4월 곡우 : 농사비가 내림

9시 - 5월 입하 : 여름의 문턱(여름을 준비한다.)

10시 - 5월 소만 : 본격적인 농사의 시작

11시 - 6월 망종 : 씨 뿌리기(실질적인 여름의 시작)

12시 - 6월 하지 : 낮이 연중 가장 김

13시 - 7월 소서 : 여름 더위 한 차례

14시 - 7월 대서 : 여름 큰 더위

15시 - 8월 입추 : 가을의 문턱(가을을 준비한다.)

16시 - 8월 처서 : 더위가 가심

17시 - 9월 백로 : 맑은 이슬이 내림(실질적인 가을의 시작)

18시 - 9월 추분 : 밤이 길어지기 시작함

19시 - 10월 한로 : 찬 이슬이 내리기 시작함

20시 - 10월 상강 : 서리가 내리기 시작함

21시 - 11월 입동 : 겨울의 문턱(겨울을 준비한다.)

22시 - 11월 소설 : 겨울 강설 한 차례

23시 - 12월 대설 : 겨울 큰 눈이 옴(실질적인 겨울의 시작)

가을에 떨어지는 낙엽. 추수를 하고 남은 볏짚이 퇴비가 되지. 봄에 씨앗을 심기 전에 땅에 퇴비를 주고. 이렇듯 땅은 가을에 먹고 봄에 먹는다. 점심을 점찍듯이 먹는 밥이라는 말도 있잖아. 땅에도 여름에는 퇴비를 줄 일이 거의 없어. 그래서 암환자식은 조석식으로 이뤄져 있는 거야. 그렇지만 요즘의 평범한 우리는 아침, 점심, 저녁을 먹는 것이 기본이지. 그래서 여름에도 먹어.

땅이 1년 단위로 생과 사를 순환시키지만 인간은 100년을 살기도 하잖아. 지구의 1년 12달 24절기와 인간의 하루 24시간이 같은 선상에서 본다면. 반대로 인간의 하루는 지구의 1년이 되는 거야. 앞서 13일을 단식하면서 박도섭님과 이상문 선생님께서 큰 변화를 겪으셨잖아. 인간이 지구라면 12년을 휴식하고 13년째 되는 해에 변화를 겪게 되는 거다. 달은 한 달마다 달라지지? 달을 기준으로 본다면 거의 한 해가 되지. 달을 기준으로 1년을 쉬어주든 지구를 기준으로 12년을 쉬어주든 그만큼의 멈춰선 시간들이 몸을 자연적으로 돌아가게 하는 데 필요한 시간들인가 싶어. 하루 단식하는 분들도 계신데 몸을 하루 쉬어주는데도 엄청 좋아지신대. 지구의 1년 휴식한 거니까. 발끝치기도 내 경험상 한 시간은 넘겨야 몸이 시원해지곤 했거든. 24절기 중 한 절기는 채워서 넘겨야 내 몸이 다음 시간에도 바른 몸으로 이어진다고 생각하는 건가 싶어. 시간의 개념은 이렇게도 저렇게도 움직일 수 있는 거니까 생각할수록 어려운 것 같아.

밥따로를 잘할 때 보면 경칩(05시) 지나서 저절로 몸이 깨는 경험을 자주 했거든. 소독에 적당량의 힘을 제대로 발휘한다면 우리 몸이 지구 1년처럼 하루씩 살아가는 건가 싶기도 해. 이게 백수일 때 경험 가능한 거지. 출근하고 퇴근하고 정해져 있을 때는 또 그에 맞게 살아가. 혹시 경칩에 일어나겠다고 알람을 맞췄다면 지우도록 해.

④ 밥시간 물시간

●●●●●

밥시간 정리

아침 : 05~09시 - 봄 같은 봄 : 경칩~입하

점심 : 11~15시 - 여름 같은 여름 : 망종~입추

저녁 : 17~21시 - 가을 같은 가을 : 백로~입동

밥시간은 편히 조율이 가능해. 05시부터 21시까지 하루 종일 먹어도 돼. 뭐 넉넉하게 22시까지도 가능하다. 22시가 소설이라 겨울의 문턱을 넘었기는 하지만 실질적으로 늦가을처럼 느껴지기도 하니까. 22시 이후부터는 정말 겨울이야. 아침 밥시간까지 공복을 유지해줘. 한겨울에 물 뿌려봐야 얼기나 하고, 거름 줘봐야 땅속은 구경도 못하고 얼어붙어 있잖아. 몸은? 물 주고 거름 주면 어쩌겠어, 야근하는 거지. 제대로 하겠냐? 대충 몸에다 던져버리지 뭐. 붓고 찌고 그런 거야.

끼니를 나눠서 시간표를 짤 때 봄, 여름, 가을 위의 시간들 외의 밥시간은 각자의 경험으로 정리하도록 해. 왜냐하면 10시에 먹는 밥은 실질적으로 봄처럼 느껴지지만, 시기로는 여름이라서 아침일 수도 있고 점심일 수도 있거든. 그래서 몸에 따라 아침으로 받아들일 수도 있고 여름으로 받아들일 수도 있어. 아침 - 저녁 먹을 때와 점심 - 저녁 먹을 때 물시간이 달라지니까 유의해야 해. 일주일씩 해보고 봄인지, 여름인지 각자에 어울리는 방법을 비교 선택하는 게 가장 합리적이겠다.

밥 먹는 방법은, 먹고 싶은 음식을 원하는 만큼 뽀송하게 먹는 거야. 밥을 기준으로 가급적 밥보다 뽀송한 음식들을 먹는 것이 좋아. 밥의 수분 함유율은 65%야. 한 그릇 먹으면 반 그릇 이상이 물이라는 게 신기해. 물시간이 되었는데, 배가 고픈 것 같다면 밥시간으로 쓰면 돼. 다음 밥시간도 밥시간이야. 밥시간에는 원하는 만큼 먹어. 한 입씩 맛을 보면서 몸이 원하는 만큼 충분히 먹으면 돼.

물시간은 식사가 끝나고부터 2시간이 지난 시점~다음 식사 2시간 전이야. 이 시간이 보장되지 않는다면 물시간은 생략되는 거야. 예를 들어 8시에 아침을 먹고 11시에 점심을 먹는다면 오전 물시간은 사라지는 거지. 물시간도 밥시간처럼 넉넉하게 사용할 수 있어. 점심 밥시간인 13시에 수저를 내려놓고 20시에 저녁을 먹는다면 15~18시 넉넉하게 물시간이 되는 거야. 밥시간에 따라 물시간이 한참 뒤로 미뤄지는 경우도 있어. "여러 유형"을 참고하도록 해.

물 마시는 방법은. 맹물을 한 모금 마시고 이후에 마시고 싶은 음료를 원하는 만큼 마시는 거야. 한 모금씩 맛을 음미하면서 몸이 원하는 만큼 충분히 마시면 돼. 힘든 몸이라면 몸이 조금 정신 차릴 때까지 물시간에는 가급적 맹물만 마시도록 해. 힘들 때는 물을 걸러서 사용하는 일거리라도 줄여줘야 하거든.

⑤ 여러 유형

●●●●● 내가 어떤 환경에서 살아가느냐에 따라서, 특히 일하는 시간이 언제냐에 따라서 밥시간 물시간을 선택하면 돼. 어떤 것이 몸에 가장 좋으냐고 묻는다면 가능하다면 하루 세 끼 먹는 것으로 시작하는 것을 권하겠지만, 현재 내 생활에 가장 쉽게 적용할 수 있는 것이 가장 좋다고 생각해. 지금 내 모습과 가장 어울리는 것을 선택하면 돼. 어떤 것을 얼마만큼 먹고 마시든 자유야. 시간에 맞게 한 입 이상 먹고, 한 모금 이상 마시면 돼. 맛을 보고 입이 환영하는 것들을 먹어줘.

우리가 살아가는 모양이 다양하듯이 모든 자연물들이 다양한 사계절을 맞듯이 아침, 점심, 저녁을 먹는 방법을 일곱 가지로 나눌 수 있어. 아침점심저녁 / 아침점심 / 아침저녁 / 점심저녁 / 아침 / 점심 / 저녁 이렇게. 모임에 갔을 때 이상문 선생님께 어느 분이 물시간에 대해서 질문을 하셨거든. 그거 기억하고 있었어. 몇 가지는 밥따로 책이나 자료가 없을 거야. 내가 이상문 선생님이 가르쳐 주신 거 응용해서 적은 거야.

밥시간

아침 : 05~09시

점심 : 11~15시

저녁 : 17~21시

1) 아침-점심-저녁

① **아침 밥시간**

밥이든 빵이든 건빵이든 먹고 싶은 뽀송이들을 입맛대로 원하는 만큼 실컷 먹어. 한 그릇 담았다고 다 먹어 치우려고 하지는 마. 몸이 원하는 만큼만 먹어. 귀찮더라도 한 그릇 더 퍼와. 몸이 원하는 만큼 먹어줘.

② **아침 물시간**

아침 밥시간에 수저 내려놓고 2시간 후~점심 밥시간 2시간 전 수저를 8시에 내려놓고 점심을 14시에 먹는다면 아침 물시간은 10~12시가 돼. 2시간 내내 마시는 것보다는 10시에 물을 한 모금 마시고 몸이 물을 더 원하는지를 관찰한 후에 물을 더 마셔. 1회에 이렇게 마시고, 충분히 마셨다면 물시간 내내 더 마시는 것보다 다음 밥시간까지는 공복을 유지하는 것이 좋더라.

다른 음료를 원한다면 맹물을 한 모금 이상 마시고 원하는 음료를 한 모금 마시면서 맛을 본 후에 원하는 맛이 맞다면 한 모금씩 양을 가늠하면서 원하는 만큼 마시면 돼. 충분히 마셨다면 다음 밥시간까지는 공복을 유지하는 것이 좋고. 한 컵 따랐다고 다 마셔 치우려고 하지는 마. 몸이 원하는 만큼만 마셔. 귀찮더라도 한 컵 더 떠와. 몸이 원하는 만큼 마셔줘.

수저를 8시에 내려놓고 점심시간이 12시에 먹는다면 10시에 짧은 시간 동안 물시간을 써. 수저를 9시에 내려놓고 점심시간이 12시가 되면 오전 물시간은 사라지잖아. 그렇지만 오전에 목이 너무 마르다면 10시 30분 즈음에 물시간을 잡고 물을 마셔.

③ 점심 밥시간

아침 물시간에 물컵 내려놓고 2시간 후가 되겠지. 먹고 싶은 음식을 원하는 만큼 먹는다.

④ 점심 물시간

점심 밥시간에 수저 내려놓고 2시간 후~저녁 밥시간 2시간 전. 저녁시간이 언제냐에 따라 점심 물시간은 달라져. 그러니 물시간 동안 몸을 잘 관찰해서 원하는 만큼 충분히 마시도록 하자.

⑤ 저녁 밥시간

점심 물시간에 물컵 내려놓고 2시간 후

⑥ 저녁 물시간

저녁 밥시간에 수저 내려놓고 2시간 후~22시. 저녁 밥시간이 20시 이후까지 이어졌다면 저녁 물시간은 밥시간으로 쓰인 거야. 그냥 자.

2) 아침-점심

① 아침 밥시간

② 아침 물시간

③ 점심 밥시간

④ 물시간 : 18~22시

3) 아침-저녁

① 아침 밥시간

② 저녁 밥시간

③ 저녁 물시간

4) 점심-저녁

① 점심 밥시간

② 점심 물시간

③ 저녁 밥시간

④ 저녁 물시간

5) 아침

① 아침 밥시간

② 물시간 : 18~22시

6) 점심

① 점심 밥시간

② 물시간 : 18~22시

7) 저녁

① 저녁 밥시간

② 저녁 물시간

하루 세 끼를 먹다가, 안 먹고 싶은 밥시간이 있다면 그 밥시간을 제하고 물시간도 조절을 하면 돼. 물시간을 생략하니까 목이 마르고 해서 그대로 두고 싶다면 밥의 양은 적어도 괜찮으니 건빵 한 알 정도 먹는 것으로 밥시간을 유지하면 돼.

며칠에 한 끼 먹는 방법도 있는데 저녁에 먹고 저녁물 마시는 거야. 식단은 암환자식을 참고하면 돼. 하루에 한 끼를 먹는 것도 넘친다고 생각되면 해도 되지만, 함부로 따라하지는 말아라. 각자의 흡수율이 높아지면서 자연스럽게 끼니가 줄어들 때까지 천천히 가보도록 해. 만약에 이틀에 한 끼를 먹는다면 하루는 종일 아예 아무것도 안 먹고 안 마시고, 다음날 저녁 먹고 저녁물을 마시면 돼. 사흘에 한 끼 먹는 방법은 이틀 쫄쫄 굶고 사흘째 저녁 먹고 저녁물 마시고. 그렇게 먹고 살기 위해서는 사전에 몸이 그 정도 먹어도 될 만큼 충분히 준비가 되어 있어야 하고, 두려움 같은 것도 없어야 해. 화장실을 한 달에 몇 번 정도 갈 텐데 안 무섭겠어? 상식이 아닌데 무섭지.

밤낮이 바뀌어있다면 잠을 자는 시간 동안의 밥시간 물시간을 생략하고 깨어있는 시간 내에서 첫 끼를 밥시간으로 잡고 시작하면 돼. 오전에 잔다면 점심-저녁이나 아침-저녁 밥따로를 하면 되고 늦은 오후나 이른 저녁에 잔다면 아침, 점심 밥따로를 하면 돼. 22~05시에 간식이나 음료를 마시면서 일하면 몸이 상한다. 잠자는 시간을 정하고 먹고 마실 수 있는 시간들을 골라서 입맛대로 먹고 마시면 하는 일과 별개로 건강을 지킬 수 있어.

세 끼를 먹다가 한 끼를 먹다가 왔다 갔다 하는 거 자연스러운 거야. 밥따로 책처럼 수련을 하는 방법을 나는 권하지 않아. 물론 내가 해내지 못해서 모르기 때문이기도 해. 가지 않은 길이지. 그렇다고 해도 하고 싶은 말은 이상문 선생님이 답을 구하시다가 스스로 보신 거잖아. 그렇다면 그건 그분의 답이라고 생각해. 다른 사람들은 그렇게 하는 것이 즐겁고 행복하다면 가능하다고 생각해. 각자의 의문이 있고 그 답을 받아들일 깜냥이라는 게 다르거든. 나의 의문은 밥따로 먹는 것에 대한 보완점이었고 그렇기 때문에 그 답을 찾은 거거든. 대단한 사람들 많지만 따라하는 건 멈춰. 스스로 해나가도록 해.

6
변칙

●●●●● 사회적 동물인 인간이 남들과 다름을 늘 주장하기는 힘들지. 더불어 살아갈 수 있도록 요령이 있어. 또 물 말아 먹고 싶은 것을 너무 참아도 병 된다. 맘대로 먹을 수 있는 방법을 알려줄게. 저녁 밥시간에만 사용할 수 있고, 그에 따른 대가로 다음날 하루만 쓰면 돼. 변칙은 밥따로의 효과는 적어. "못 먹는다."는 스트레스를 해소함으로써 그저 현재를 유지할 수 있게는 해준다.

술자리
① 저녁 술자리만 인정한다!
② 술 마시기 1시간 전에 건빵을 한 알 이상 먹어.
③ 2번이 점심 물시간과 겹친다면 물시간을 생략하고 건빵을 먹으면 돼.
④ 여러 안주와 더불어 마음껏 술자리를 즐겨.

⑤ 22시가 넘어가도 괜찮아.

⑥ 다음날 13시까지 공복을 유지하고 13시 이후에 점심 밥시간에 입맛대로 양껏 뽀송이들을 먹고.

⑦ 수저를 내려놓고 2시간 후 물시간을 가지면 돼. 맹물 한 모금 마시고 원하는 음료를 양을 가늠하면서 충분히 마셔줘.

⑧ 그날 저녁에 또 술자리를 가져도 돼.

⑨ 숙취 해소를 위한 음료들을 살 비용은 술을 한 병 더 마시는 것으로 대체해. 주량이 늘기 때문이야.

국이나 찌개, 많은 양의 과일이 먹고 싶을 때

① 저녁 밥시간에만 가능하다!!

② 먹기 1시간 전에 건빵을 한 알 먹어.

③ 점심 물시간과 겹친다면 물시간을 생략해.

④ 국과 찌개를 마음껏 즐기며 먹어.

⑤ 과일은 맛있게 먹되. 체온이 내려가는 것이 관찰되면 그만 먹도록 해.

⑥ 22시가 넘어가도 괜찮아.

⑦ 다음날 13시까지 공복을 유지하고 13시 이후에 점심 밥시간에 입맛대로 양껏 뽀송이들을 먹고.

⑧ 수저를 내려놓고 2시간 후 물시간을 가지면 돼. 맹물 한 모금 마시고 원하는 음료를 양을 가늠하면서 충분히 마셔.

점심 모임이 있어서 물 말아 밥을 먹어야 하는 경우가 생겼다면 1시간 전에 건빵 한 알이라도 먹고 물 말아 밥을 먹고 점심 물시간을 생략해버려. 그리고 저녁밥, 저녁물을 먹고 마시면 돼. 아침 모임에 물 말아 밥이 예정되어 있다면 늦잠으로 불참하는 것이 가장 좋고, 한 시간 전에 건빵이라도 한 알 먹고 참석해. 오전 물시간을 생략하고 점심 밥시간부터 밥따로를 이어서 하면 돼.

건빵은 휴대와 섭취가 용이하기 때문에 추천하는 것이니 먹고 싶은 것들로 대체 가능해. 뽀송한 빵이나 과자, 맨밥 한 수저와 같은 음식들을 먹어도 돼. 나는 소포장이 된 건빵을 자주 활용해. 맛없어서 한두 알 먹고 멈추기가 쉽거든. 그래야 저녁에 실컷 많이 먹을 수 있잖아. 하하하.

⑦ 해보기

●●●●● 가능하다면, 내가 처음 시작할 때처럼 가급적 하루 세 끼를 먹는 것을 해보기를 바라. 세 끼를 먹다가 이후에 어떤 모양으로 바꿔 갈지는 본인의 몸과 의논하는 게 좋을 거라고 생각해. 양은 상관없으니 건빵 한 알로 한 끼를 때워도 된다. 그렇게 하다가 양을 늘리고 싶은 끼니와 양을 줄이고 싶은 끼니가 있다면 그에 맞게 바꿔보고 비교해보는 거야. 근무환경이 바뀌거나 다르게 먹어보고 싶다면 늘 바꿀 수 있으니까 편히 시작해.

밥시간 물시간을 정했다면 매 시간별로 "한 입과 한 모금" 기회를 줄 수 있도록 알람을 설정해둬.

우선 기존의 내 입맛을 정리하고 시작하자.
① 종이에 내가 좋아하는 음식들을 최대한 많이 적어봐. 요리책

이나 식단들을 여러 가지 참고하면서 최대한 많이 적어. 먹어보고 싶은 음식들도 적고. 음료들은 아예 따로 적어둬.
② 뽀송하게 먹을 수 있는 음식들을 추려. 시리얼처럼 건더기와 우유로 나뉠 수 있는 음식들은 시리얼은 음식에 우유는 음료에 적어. 뽀송하게 조리가 가능한 것들도 음식에 적어. 예로 말린 과일칩과 곶감 같은 거.
③ 뽀송이, 음료, 그 외의 음식들 이렇게 세 가지로 구분해봐.
④ 뽀송이들은 밥시간에 먹고, 음료들은 물시간에 마시는 거야.
⑤ 그 외의 음식들은 변칙을 활용해서 저녁에 가끔 먹으면 돼.

밥시간에 뽀송이들 중 먹고 싶은 것, 입맛에 당기는 것들을 한 입씩 맛보면서 양껏 먹는데, 가능하다면 하루 한 끼 이상 백미밥을 먹는 것이 좋아. 백미밥은 맛이 없기 때문에 반찬 맛을 구분하기 용이해서 몸이 원하는 맛을 충분히 먹을 수 있게 해주거든. 밥맛이네, 병맛이네 하는 소리들 있지? 말 그대로 맛이 없다는 소리야. 아무 맛도 없다는 욕이란다. 참고로 "개"가 붙는 비속어들은 못 먹는다. 쓸모가 없다는 욕이야. 강아지 아니다. 빵을 먹는 환경이라면 최대한 맛이 없는 빵을 한 입 이상 먹으면 된다. 밥시간에 배가 고프지 않더라도 한 입을 먹어보고 나서 더 먹을지를 선택하도록 해. 먹는 건 물시간 생략하고 하루 종일 먹어도 되고 몇 시간을 이어서 먹어도 돼.

물시간에 음료의 맛과 양을 가늠할 수 있도록 맛없는 맹물을 한 모금 마신 후에, 음료에 적어둔 것들 중에 입맛이 도는 것을 한 모금씩 양을 가늠하면서 충분히 마셔. 몸에 치울 것이 많다면 그것들을 치우는 동안에는 물시간에 여러 음료들을 마시는 것보다는 물만 마시는 게 좋아. 한 모금씩 양을 가늠하며 충분히 마셔. 물시간에 목이 마르지 않더라도 한 모금은 마셔보고 나서 더 마실지를 선택해. 물시간에 배가 고플 수도 있어. 밥시간으로 써. 다음 밥시간도 밥시간이 된다. 강조하는데 양은 마음대로 해도 괜찮아. 물시간을 밥시간으로 사용해서 다음 밥시간에 먹는 양이 달라져도 괜찮아.

밥시간 물시간을 지키고, 입맛대로 먹고 마시고, 양은 원하는 만큼 먹고 마셔. 초기에는 내가 무엇을 맛있어 하는지, 얼마만큼을 원하는지 헷갈릴 거야. 그동안 제대로 맛을 보면서 먹어본 경험이 없을 테니까. 그냥 맛이 좀 있다 싶으면 배부르게 먹고, 배부르게 마시면서 스스로를 관찰해. 그러다가 어느 날 몸이 "잠깐!"을 외치면 멈췄다가 혹시 모르니 한 입 더 먹어보고, 한 모금 더 마셔보면서 양을 가늠해나가도록 해.

밥시간에 "몸에 좋은 것"을 먹어야 한다는 상식과 물시간에 물을 "많이" 마셔야 한다는 상식에서 벗어나는 게 정말 중요해. 몸은 그때그때 원하는 것이 있고 먹었을 때 처리해낼 수 있는 양이 있는

데, 상식이라는 것으로 기준 삼다보면, 더 먹고 있는지, 더 마시고 있는지 알아채기가 힘들거든. 예를 들어 변비가 있는 사람들은 "입맛대로 밥따로"를 하면서 물시간에 물을 많이 마셔야 한다고 생각하지. 그런데 대장은 물이 많으니 일을 대충 처리해버려. 코팅똥을 만들지 않아.

먹어서 치우는 것 그만하자. 마셔서 치우는 것도 그만하고.

한 입씩 맛을 보면서 원하는 만큼 충분히 먹고, 한 모금씩 맛을 보면서 원하는 만큼 충분히 마시는 것. 내 몸이 원하는 것을 내 몸이 원하는 만큼 먹고, 내 몸이 원하는 것을 내 몸이 원하는 만큼 마시는 것이 "입맛대로 밥따로"에서 가장 중요한 점이야. 몸과의 소통을 시작하는 시작점이 입맛이거든.

"밥따로 물따로"와의 가장 큰 차이점 "입맛"이야.
다른 모든 건강법들과의 유일한 차이점 또한 "입맛"이고.

지금까지 여러 가지 기준에 의해서 몸을 제단해왔잖아. 4가지로 체질을 나누고, 8가지로 체질을 나누고, 여러 가지로 성격들을 나누고 그에 맞는 방법들을 제시하고 규칙들을 더해서 내 몸을 남의 틀에 넣고 살아왔잖아. 일부의 사람들에게 효과 있는 것들을 누구나 해야 하는 양 최면에 걸려 내 몸에도 접목시키면서 말이야. 왜 나를 가장 잘 아는 사람이 내가 아닌 "남"이어야 했는지 생각해봤으면 좋겠다. 나를 가장 잘 아는 사람은 나고, 나를 알아가는 가장 쉬운 방법은 나의 입맛을 존중하는 거야. 소수의 특수한 사람들을 제외하고 보통의 사람인 우리는 음식에서 에너지원을 얻어. 내 입에 맛있는 것이 내 몸이 원하는 에너지원이야. 미각이 살아있는 입은 우리 몸이 원하는 맛을 감별해서 통과를 결정하는 문지기 역할을 잘해줄 거야.

가장 맛을 잘 보면서, 맛있게 먹을 수 있는 방법은 뽀송하게 먹는 "입맛"대로 밥따로 식사법이야.

오늘 맛있다가 내일 맛이 없을 수도 있다.
오늘 맛없다가 내일 맛이 있을 수도 있고.
오늘은 오늘이고, 내일은 내일이야.
오늘 한 그릇이 충분했더라도 내일은 두 그릇을 먹어야 충분할 수도 있다.
오늘 두 그릇이 충분했더라도 내일은 한 그릇을 먹는 것이 충분할 수도 있고.
오늘은 한 모금, 내일은 두 모금
오늘은 두 모금, 내일은 한 모금만 원할 수도 있다.
오늘은 오늘이고 내일은 내일이야.
그 변화를 입맛이 가늠해줄 거야. 내 몸, 내 입맛 믿어도 돼. 나잖아!!!

우리 몸은 적응을 하지 않아. 대신 늘 "선택"을 하지. 시간과 공간에 따라 언제 어디냐에 따라. 지금 여기에서 최선의 것을 선택해. "입맛대로 밥따로"는 정말 투명하고 얕아서 누구나 건널 수 있는 강이야. 입맛대로 먹으면서 스스로와 대화를 해나가면서 스스로를 알아가자.

인간의 주식은 쌀, 밀, 감자 세 가지래. 이 세 가지들 중에 한 가지와 물을 쉽게 접할 수 있는 환경이라면 누구나 건강하게 살아갈 수 있어. 밥과 물, 빵과 물, 감자와 물이면 살 수는 있다는 거야. 그러니 몸에서 자유로워져서 마음대로 한 번 살아봐.

⑧ 참고

●●●●● 먹어야 하는 약이 있다면

① 액체로 된 약

물시간에 물을 한 모금 마시고, 약 또한 음식처럼 한 모금씩 맛을 보면서 마셔. 마셔지는 만큼만 마셔. 몸이 활용 가능한 양까지만 먹힐 거야. 사람이 다 다르게 생겼는데 어떻게 모두가 마셔야 하는 약의 양이 한 봉지로 같을 수가 있겠어. 먹히는 만큼만 마셔. 식전에 마셔야 한다면 답이 없다.

② 소량의 알약

한두 알 정도의 양이라면 밥시간 마지막에 밥 한 수저를 오래 씹어서, 입에서 미음이 만들어지면 약과 함께 삼켜. 빵을 활용해도 좋아. 식전에 먹어야 한다면 밥을 한 수저 씹어. 빈속에 물과 함께 먹어야 하는 거라면 답이 없다.

③ 다량의 알약

물이 많이 필요할 때는 물시간에 물 한 모금 마시고 물과 함께 약을 먹어. 나눠서 먹어도 되는 약이라면 3번으로 나눠서 끼니 때마다 밥을 활용해서 몇 알씩 먹으면 돼.

그리고 비타민C는 위장 약하면 먹지 마라. 무릎 다 나간다. 옛날에 밥따로 하던 내 동생 또 소환하자면, 오랜만에 놀러 갔더니 비타민C 비싼 거라고 먹고 있더라. 위장, 그나마 밥따로 해서 그제야 제대로 써먹는 애가 이거 먹으면 무릎 나갈 텐데 나 먹게 달라고 했더니 안 주더라. 그리고 한 주 정도 지났나, 전화가 왔지. 건강해지면서 건강에 관심 가지고 이것저것 보다가 비타민 먹어라고들 하니까 젤 좋은 거 샀대. 먹다보니 무릎이 뭔가 이상하더래. 내 말 듣고 혹시나 싶어서 먹던 거 멈춰봤대. 그랬더니 정말 무릎이 비타민 먹기 전처럼 괜찮아지더래. 남은 비타민 어쨌냐고 물었더니 좋은 거라서 팔아먹었대. 하하하하.

※ 주의

밥따로를 하면서 조금씩이라도 몸이 건강해져 가거든. 몸을 늘 관찰하면서 먹고 있는 약의 목적이 해결되고 있는 것 같다면 의사와 상의해서 양의 음용 유무나 양을 조절하도록 해. 그리고 명현을 병이 깊어지는 것으로 오인할 수도 있으니 조심해. 몸은 약이나 치료에서 독립할 수 있어.

음양탕

자연적인 순환의 흐름을 만들어서 마시는 물이야. 차가운 것이 아래로 가고 상대적으로 뜨거운 것이 위로 가는 자연순환의 모습을 응용하는 거야. 먼저 뜨거운 물을 컵에 담고 그 위에 찬물을 부어서 대류가 일어나는 동안 마셔. 따뜻, 미지근, 찬 골고루 맛이 날 거야. 그 흐름이 몸에 도움을 준다고 해. 실제로 물이 맛이 있더라. 마시는 재미도 있고.

아이스커피 맛있게 타는 방법은 뜨거운 커피에 얼음을 넣는 거야. 일반적으로 얼음에 뜨거운 에스프레소를 붓잖아. 맛없어. 비교해봐. 내가 커피숍을 운영하는 사람이라면 커피 이렇게 만들어서 팔 거야. 뭐든 자연을 참고하는 게 맛있어.

소맥은 이름대로 소주 위에 맥주 붓는 거야! 소주가 증류하려고 열받아서 만들어진 술이고, 맥주가 서늘하게 발효해서 만든 술이잖아. 그러니 뜨거운 거 위에 차가운 거. 소주 위에 맥주.

음식들도 같아. 여러 음식들을 한 끼에 먹을 때, 음식들이 온도 차가 있다면, 따뜻한 것을 먹고 차가운 것을 먹는 게 좋아. 위장에서 소독하느라 섞을 때 힘이 덜 드니까 편해. 겨울에 찬 거 먹고 따뜻한 거 먹으면 감기 바로 걸린다. 내 몸으로 실험해본 것이니 너희도 경험해보든가.

운동할 때 물

우선 같은 동작을 반복하는 운동을 나는 권하지 않아. 운동이라면 발끝치기 정도? 일상이 운동이 되는 걸 뭐. 우리 몸은 사방으로 자유롭게 사용되기를 원하거든. 일상생활에서의 다양한 몸사용이 운동이 돼. 몸에 좋은 것을 먹어주는 것처럼, 몸에 좋은 행동들을 반복하는 것은 몸을 침묵하게 해. 걷고 싶다거나, 춤추고 싶다거나, 달리고 싶다면 그 마음을 따라 몸을 움직여주는 것은 아주 좋아.

일상에서 등산모임이 있을 수도 있고, 하루에 해내고 싶은 운동이 있을 수도 있으니까 더 적을게. 운동해도 되는데 보통 운동하면서 중간중간 물을 마시라고들 하지?

우선 밥시간 물시간은 그대로 두고 운동시간을 정해. 운동 중에는 운동만 하는 것이 좋고, 운동 후에 바로 밥시간이 이어지면 최고로 좋아. 운동하는 내내 틈틈이 마시는 건 똥이야. 운동 중에 목이 마르면 운동을 멈추고 물을 마셔. 1~2회 정도만 마셔. 양은 원하는 만큼.

나는 잘 안 움직이는데 이렇게 운동이라고는 안 하면서, 일상에서 밥따로도 대강하다가 여행이나 등산을 해야 하는 상황이 오면 정말 칼같이 지키거든. 그러면 피로도는 다음날 일상생활에 영향을 거의 주지 않는 만큼이야. 알도 잘 배기지 않아. 하루 종일 걸어야 한다면 목이 말라도 입이나 헹궈가면서 아예 안 마시면 다음 날 알배김이 하나도 없었고, 물시간 1~2회 사용하고 마시면 다음 날 살짝 배김은 있으나 일상생활은 가능한 정도고, 수시로 마셔버리면 당일도 힘들어지더라. 뭐 당연히 해보면서 비교해가면서 스스로에게 어울리는 방법을 찾아서 적용하도록 해.

9 명현

●●●●● **명현(瞑眩)** : 눈감을 명, 아찔할 현

내가 가장 고심했던 명현에 대한 설명을 해줄게. 완벽하다고 생각했던 몸이더라도, 크든 작든 명현을 겪을 가능성이 있어. 명현이란 장기간에 걸쳐 나빠진 건강이 호전되면서 나타나는 "일시적인 반응"이고, 근본적인 치료가 이루어지고 있다는 징후야. 일시적으로 증세가 심해지거나 다른 증세가 유발되었다가 호전되는 현상이 나타나지. 일반적으로 몸이 좋아지다가 오히려 악화되는 듯하다가 완쾌되는 과정을 겪거든. 이 부분이 가장 어려운 부분이더라. 명현인지 부작용인지 구분하기가 힘드니까. 그래서 뭐든 시작하기 전에 내 몸의 역사를 잘 알고 시작하는 것이 좋아. 우선 과거에 내 몸이 겪었던 모든 일들을 적어봐. 넘어지거나, 부딪힌 거, 배 아팠던 거, 생리통, 두통 이런 것들 다. 이렇게 내 몸의 지난날들과 인과관계가 있는 것은 모두 명현이라고 생각하면 돼.

예를 들어줄게. 어떤 충격으로 발목을 다쳤다고 가정해보자. 어느 정도의 치료를 받으면 발목은 일상생활이 모두 가능할 정도로 낫는다. 통증이라는 건 어느 정도의 수위가 있을 때 느껴지는 것이라 그 기준 수위 아래로 내려가면 다 나았다고 생각하고 생활하게 돼. 밥따로를 잘 하다보면 어느 날 다시 발목이 아프기 시작하거든. 이런 현상이 명현현상이야. 멀쩡하던 발목이 아파서 의아하겠지만 기억을 더듬어보면 다쳤던 적이 있을 거야. 그런 과정이 지나고 나면 발목은 완전히 낫는다. 날이 궂어도 묵직하지 않고 멀쩡해.

입맛으로 존중을 받은 몸이 용기를 내어, 참고 담아뒀던 것들을 솔직하게 말해주는 거라고 여겨줘. 그렇게 몸과 마음 함께 좋은 방향으로 풀어나가는 과정이 명현이야. 하나씩 겪어낼 때마다 몸이 건강한 방향으로 변화하는 것이 그 증거고. 마음이 몸이 달라져 가는 과정을 오해해서, 상식들을 찾아 몸에 좋다는 것을 먹여주면 몸은 다시 정리해버려야 할 것들을 담아두고 숨긴다. 그저 말아먹던 것을 밥과 물로 나눠서 먹는 것일 뿐이야. 뭔가를 잘못해서 아픈 것이 아니니까 우선 진정하자.

몸의 변화들은 모두 허용해주고 응원해주길 바란다. 좀 더 세심한 소통을 원하는 몸의 옹아리들이니, 명현이 나타나는 몸의 부분들이 과거에 어떤 일을 겪어왔는지 떠올려보자. 그리고 당연히 지나가는 것이니. 모든 반응들을 반겨줘. 알아채 주고 반겨주면 더 빨리 지나가.

명현을 수월하게 넘기는 방법으로 교선건강법과 스스로 하는 지압법이 있어. 밥따로를 하면서 발끝치기를 병행하고, 스스로 하는 지압법들을 예습해두면 도움이 많이 될 거야.

명현 외의 것들은 무엇을 어떻게 먹었는지 하루를 관찰해보면 그 안에 답이 있을 거야. 명현이라거나. 부작용이라는 오해는 관찰로 해소할 수 있어. 먹자마자 단시간 내에 신호가 와서 내보내는 경우가 있는데. 이런 건 반응이야. 먹은 것을 소화시켜서 얻을 거 얻고 분리수거하는 것보다. 그냥 버리는 게 더 효율적일 때 그래. 장염처럼 기운 없거나 그렇지 않아. 달라. 몸의 반응을 반겨주고 내가 뭘 먹었기에 이러는지 이전 식사를 관찰해봐. 답이 있을 거야. 더 건강해지면 이상한 거 먹어도 몸이 처리하기도 해.

명현을 겪었는데 또 나타나는 경우도 있어. 몸이 군데군데 처리할 것이 많은 경우에는 급한 걸 먼저 하거든. 급한 일이 어느 정도 해결되고 덜 급한 걸 해결하고 나서 마저 처리하는 거야. 예를 들어 위장벽은 3~4일마다 교체되지만 위장 근육 안에 있는 것들은 시간이 더 걸린단 말이야. 위장 표면 처리해놓고 다른 데 갔다가 다시 위장 고치러 오는 거야.

① 간지러움

간지러우면 긁게 되지? 혈액순환을 도와주는 거야. 자잘한 세포들이나 신경들, 모세혈관들이 청소되는 과정이야. 간지러운 곳 주위를 관찰해봐. 그 부분이 나아지고 있는 중일 수도 있으니까.

② 가스

기존에는 장의 내벽이 부실해서 가스가 몸에 스미기도 했을 텐데, 장이 튼튼해지면서 가스들이 갈 길을 가는 거지. 기존의 가스들이 모두 내보내지는 건데 가스의 양이 늘어났다고 오해할 수도 있어서 적는다. 밥따로 먹으면 소독이 잘 되기 때문에 가스는 덜 만들어져. 고스란히 배출되기 때문에 양이 늘어난 것처럼 느껴질 수도 있어.

밥따로 먹으면서 나타나는 모든 작용들은 정작용이야. 밥과 물을 섞어서 먹다가, 밥을 먹고 2시간 후에 물을 마시는 거잖아. 같은 밥과 물을 방법만 달리해서 먹는 거야. 논리적으로 부작용이라는 것이 어떻게 생길 수 있을까? 청소하면서 먼지는 날 수 있지. 그렇다고 먼지를 보관할 수는 없잖아. 모든 현상은 몸이 나아지는 과정이야.

밥따로를 하면서 몸에 좋다는 것을 추가하며 입맛을 무시하거나, 더 필요하다는 생각에 양을 무시한다면 밥따로 먹는 방법으로 이겨나갈지, 자연스럽게 살고자 하는 몸이 이길지, 나도 모르겠다. 가급적이면 입맛대로 먹고 마셔주면서 몸 속도에 맞춰서 같이 가.

10
공유하고 싶은 이야기

●●●●● 이상문 선생님께서 강의 중에 하셨던 말씀이 있어. 말의 앞뒤는 다르겠지만 내용은 이거야.

"우리가 하루 세 끼를 먹다가 시간이 지나서 두 끼를 먹게 되면 그 절약한 한 끼를 모아서 3천원으로 잡든, 1시간으로 잡든 그렇게 모아서 좋은 데 써라. 원래 남아도는 것을 남 줘야 진짜 주는 것이 되고 그렇게 준 것은 돌고 돌아서 눈덩이처럼 불어나 어느새 내 등 뒤에 든든하게 쌓인다."

나는 그날 감동 받았어. 만약에 그 시절 "밥따로 물따로 마을 만들기"가 진행이 되어 사람이 필요했다면 나는 당연히 뛰어들었을 거야. 최고의 강연이었어. 몸이 밥따로를 해서 건강해지면, 늘 먹어줘야 했던 소화제나 약값들을 모으고, 병원 가는 데 들었던 시간들을 모아서, 하고 싶었던 그것들을 했으면 해. 이왕 쓸 돈이었고 버려질 시간들이었으니 그냥! 하고 싶은 거 하고, 가고 싶은 데 가고, 보고 싶은 거 보고, 사고 싶은 거 사고 행복했으면 해. 그러다 다른 것이 더 보이기 시작한다면 남아도는 여유로 동네 냥이 밥도 주고, 건강한 몸으로 지하철 자리도 양보하고, 자선냄비도 채우고 그렇게 다들 더더 행복하게 살았으면 좋겠어. 모두가 서로서로 함께 행복하게 살았으면 좋겠다.

내가 이것저것 조금이든 많이든 배우면서, 참스승다운 분은 딱 두 분이야. 이상문 선생님과 정길오 사부님. 사부님 얘기는 낙서에 적을게.

⑪ 뺨발

●●●●● 기본 "입맛대로 밥따로"를 하면서 입맛대로 양껏을 경험하고, 존중받은 몸이 편해진 마음을 지지하며, "일상의 입맛대로"가 되어가고 있다면 마음이 마음대로 되는 상황을 경험하면서 "입맛대로 밥따로"를 무기 삼아 인생의 모든 답을 스스로 찾아갈 수 있어.

밥따로 먹는 거 알고나 있다가 언젠가 한 번쯤 생각난다면, 꼭 해보기를 바란다. 밥따로 먹는 건 진리와 닮은 식습관이라고 생각해. 내 환경에 맞게 누구나 할 수 있고 그 효과는 무궁무진하니까. 함께하고 싶은 마음으로 정리했어. 각자의 몸 상태에 따라 다양한 명현반응들이 나타날 텐데, 명현반응이란 건강이 호전되면서 나타나는 일시적인 반응으로 근본적인 치료가 이루어지고 있다는 것을 말하는 거니까 그 시간들을 잘 넘겨. 나는 두통을 달고 살았던 사람인데 머리가 며칠 아프다가 맑아지는 것을 경험한 것처럼,

그 모든 반응들을 허용하면 지나간다. 명현반응들을 후딱 정리하고 싶다면 스스로 하는 지압법을 참고하고.

문득 이런 생각을 해. 필부필부인 내가 이렇게 대강 배워와도 알 수 있었던 것을 과연 다른 사람들은 몰랐을까? 알았지만, 욕심에 가려졌을 것이라고 생각해. 결국 내 손을 거쳐서 세상에 나가게 된 것은 내가 필부필부이기 때문이겠지. 나의 배경과 무관하게 택하고, 내가 누구인지 상관없이 "입맛대로 밥따로"를 경험해보는 거다.

세상에는 이런 것이 필요하다고 생각해. 필부필부의 것이 되기를 바라는 것은 필부필부의 손에서 출발해야지. 이제 우리들의 것이 되는 거야. 대단하신 분들은 부디 지난날을 반성하시고 스스로의 몸과 정신의 건강을 "입맛대로 밥따로"로 찾으시고 하시는 일을 더 열심히 하셨으면 좋겠다. "입맛대로 밥따로"가 상식이 되는 그날까지 나는 가볼 생각이야.

이 책은 많은 사람들과 함께하고 싶어서 쓴 글이야. 그러니 필요한 부분을 복사해서 돌려보든 게시를 하든 마음대로 해. 나는 진심으로 많은 사람들이 입맛을 찾아서 건강하고 행복하기를 바란다. 특히 밤낮이 바뀌는 일을 하신다면 꼭 해주셨으면 좋겠고, 몸을 많이 쓰는 일을 하시는 분들도 꼭 해주셨으면 좋겠어. 그리고 정말 많은 분들이 알음알음하고 계시니까 겁내지 말고, 한 푼 드는 것도 없으니 부담은 내려놓고, 효과는 정말 있으니까. 정말 쉬운 방법이니까 경험해보길 바라.

입맛대로 양껏 몸이 존중되었을 때 마음의 변화가 빨리 나타나. 몸을 다스리려 하고 상식에 맞춰서 먹고 마시게 하려는 생각으로 몸을 대한다면 몸 건강까지만 경험할 수 있을 거야. 밥시간 물시간마다 입맛과 양을 그때그때 존중받은 몸은 힘을 얻어서 일상에서 최선을 다해서 몸을 효율적으로 사용한다. 버스를 놓쳤을 때 짜증과 후회로 시간을 보내느니 하늘 한 번 보고 한 정거장 걷는 거야. 시간이 아슬하다면 택시 타면 되고, 커피 대신 물을 마시면 그날 경제적인 것도 그대로잖아. 그치?

"입맛"대로 밥따로를 하는 사람들은
언제, 어디냐에 따라서 내 입맛을 알아가는 진정한 철학가이며
스스로를 믿고 존중하는 진정한 종교인
직업에 대한 귀천의식을 벗어난 진정한 평등주의자
건강한 활기를 공유하는 진정한 복지가
적당히 먹고 마시는 진정한 자연보호를 실천하는 사람
소중한 것이 무엇인지 발견해나가는 진정한 탐험가이자
내가 원하는 것이 무엇인지 알고 행하는 진정한 지식인이라고 생각해.

제4부
휴먼디자인 식이요법

① 휴먼디자인

●●●●● 밥따로 모임에 갔다가 휴먼디자인을 소개하는 강의를 듣고, 호기심이 생겼어. 이유는 당연히 건강에 관련된 것이 있기 때문이었지. 휴먼디자인에 몸에 관한 것도 나온다고 말씀하시는데 "어! 그렇다면 저거도 배워야겠다." 싶더라고. 그래서 순전히 몸에 관련된 부분을 배우려고 찾아갔지. 수업을 듣고 나니, 허허, 기초과정에는 없네. 영어 원서 교재와 내 질문에 대한 답을 미루시는 모습에 흥미가 떨어졌어. 그리고 컴퓨터와 인터넷이 있어야만 차트를 만들 수 있다는 부분이 별로였어. 나는 사는 거 별재미 없으면, 여차하면 산골짜기에 들어가서 살고 싶었거든. 컴퓨터와 인터넷이 없는 그런 곳에서는 전혀 못 써먹는 거잖아. 영어와 고비용과 높은 접근성 때문에 나는 다시 일상으로 돌아갔지. 한편으로는 시간이 지나면 접근성이 낮아지겠거니 생각했기 때문에 관심은 계속 가지고 있었어. 책들이 번역되어서 서점에서 쉽게 구했다. 일하느라 읽지는 못했지만. 책들은 다 사고

있었어. 게다가 한국에도 지사가 만들어지더군.

　배운 거라고는 기초과정뿐이었지만 매력 있었어. 타고난 것과 환경의 영향을 받는 것이 나눠지는 부분이 사주와 달라서 흥미로웠고, 인간이 그렇게 전체의 일부로 연결되어 살아간다는 것도 내 생각들과 맞았고. 운이 좋다거나 좋은 시간에 태어났다거나 이런 투의 것들과는 다르게 "그저 이러이러한 성향을 가지고 태어났다, 경험으로 확인하고 알아가면서 삶을 대하는 방식을 실험해봐라." 정도로 말해. 기존의 것들이 믿음을 강조했다면 휴먼디자인은 경험의 영역이라는 거지. 지금의 인류가 진화의 가운데 있을 뿐이고, 앞으로의 인류에 대한 이야기들도 흥미롭고, 다들 종말을 말하는데 우주가 아직 태어나지도 않은 태아의 상태일 뿐이라는 주장도 엄청 독특하고 신선하잖아.

　책이 나오는 데 40일 정도 걸려. 출판사에 첫 원고를 보내고. 이것 저것 고치고 더 추가해야 할 것 같은 기분에 일은 못하겠더라고. 내 책이 나올 때까지 밀린 책들 중에 휴먼디자인 책을 손에 쥐었다. 예전에 필기해둔 것들도 찾아놓고 어영부영하고 있다가, 뭔가에 이끌렸는지 인터넷으로 휴먼디자인을 검색해. 내 차트도 다시 정리해보고 하다가. 휴먼디자인을 만든 사람의 영상에서 가장 먼저 경험해봐야 하는 것이 식사법이라고 말하는 걸 보게 됐어. 순간 당황했다. 왜 가장 중요하다는 것을 왜??? 인간들 진짜 하하하하하하. 입맛을 추가한 밥따로에 환경적인 부분을 말하는 휴먼디자인도 추가해야겠다는 생각이 들면서 식사법에 대한 것을 찾기 시작했어. 내 것은 금방 알았지만 나머지들도 마저 알아야겠더라고. 검색한 것들은 번역기 돌려가면서 구경하고, 책도 찾아보면서 날밤을 갈아넣었다. 식사법에 관해서 번역된 책들에는 한 줄도 없고, 검색으로도 겨우 몇 개 정도 찾아지더라. 조각조각 맞춰가고 있는데 이걸 책에 담아야겠다고 생각하면서 지쳐서 뻗어있는데, 식사법 12가지가 하나의 이야기처럼 이어지더라. 영상과 파일들과 번역기로 정말 날밤 갈아넣는 검색으로 여하튼 정리했다. 조각조각들이 하나의 이야기가 되는데 한 달 가까이 걸렸네. 이번에 정말 많은 사람들이 스스로 건강을 찾으실 건가봐. 다들 행복하자!

    나는 CALM인데 휴먼디자인 만든 분과 같아. 그래서 어떤 건지 쉽게 알게 됐어. 조용한 데서 먹어야 하는 사람이래. 처음 같이 먹기 시작한 사람은 끝까지 자기 자리를 지켜줘야 내가 잘 먹고 잘 소화시킨대. 백수로 집에서 혼자 낑낑댈 때 의외로 밥따로가 잘 되고 당연히 몸도 건강해지고, 일을 시작하면서 시끄러운 곳에서 먹거나, 직원 식당처럼 사람들이 오고 가는 곳에서 먹는 상황들이 이어지면서 몸의 흐름이 깨지고 밥따로도 꼬였던 건가봐. 나에게 이롭고 꼭 필요한데도 내 리듬과 어긋나 버려서 지속하기 힘들었던 거지. 그리고 여럿이 먹을 때도 같이 먹다가 누군가 나에게 국을 더 떠다 준다거나 밥을 더 주려고 일어서는 게 너무 싫었거든. 그냥 있는 거 먹고 마는 게 더 좋았어. 내가 움직여서 밥을 더 떠오는 건 그나마 괜찮은데 남이 떠다 주는 건 별로더라고. 이게 예의를 차린 건가 싶었더니만, 누군가 움직여서 환경이 바뀌는 게 싫었던 거라고 해석이 되네. 밥 먹으면서 시끌하게 대화 나누는 것보다는 조용히 먹는 게 더 좋았던 것 같아. 같이 먹을 때는 처음부터 넉넉하게 차려서 식사의 시작부터 끝까지 함께 먹거나, 혼자 먹는 게 나에게 맞는 식사법이래.

음식에 환경이 더해진 것이니까. 입맛으로도 부족한 것들을 어쩌면 해결할 수 있을 거라고 생각되더라. 먹방과 드라마를 끄고 조용히 혼자 밥을 먹는데 뭔가 다르긴 달라. 양이 더 잘 조절되는 느낌이랄까. 가장 큰 변화는 밥 먹을 때 매운 거 먹으면 콧물이 나오는데 그게 엄청 줄었어! 당장 오늘 아침도 매운 김치찌개를 건더기만 건져서 반찬으로 먹었는데 휴지 한 장 썼네. 얼마 전에 식당에서 찜닭을 먹으면서 연거푸 휴지를 사용하던 게 생각나더라. 조용히 먹으니까 왠지 몸이 밥을 여유롭게 받아들이는 것 같아. 밥따로 먹는 건 필요한 것 같아. 물 말아 밥을 먹으면 졸리는 건 같더라고. 여하튼 나는 집에서는 밥이든 물이든 준비가 되면 다 꺼버려. 그리고 조용히 먹어보고 있어.

① 다음 카페에 식사법이 나오는 차트까지 뽑을 수 있는 사이트

를 찾아다 났으니 해봐. 양력 생일과 시간과 장소를 넣어야
해.

② DIGESTION 부분을 참고해서 설명을 읽고 경험해봐.

③ 시간이 애매한 경우에는 한 시간 단위로 다르게 해서 종류가 추려지면 한 가지씩 경험해가면서 정리하면 돼. 장소가 애매한 경우에는 가까운 대도시들을 넣어서 같게 나오면 그것으로 하고, 다르게 나오면 조금이라도 가까운 도시 것을 해보고, 뭔가 더 확인하고 싶다면 후에 나머지도 해보면서 천천히 찾아.

④ 조금씩 다른 언어를 사용하던데 카페에 소개한 사이트에 맞게 영단어를 정리했으니 단어는 다를 수 있지만 내용은 비슷할 거야.

⑤ 생일이 정확하지 않을 수도 있어. 그렇다면^^ 12가지를 하나씩 점검해보면서 찾아가면 돼. 1~6번은 입맛으로도 충분히 알 수 있거든! 반 정도는 쉽게 추릴 수 있을 거야. 12가지 안에서 한 가지로 찾아지고, 번호 홀짝으로 반대되는 경향이 있어서 두 가지를 한 번에 정리해버릴 수도 있어.

⑥ 기본적으로 환경이 유일하게 중요하고 먹는 것은 뭐든지 먹어도 된다고 해. 입맛대로 먹으면 될 것 같아.

이런 것도 있구나 하면서 봐.

❷ DIGESTION : 소화

① 어린 사냥꾼 : CONSECUTIVE APPETITE

초보 사냥꾼을 떠올려봐. 사냥을 떠난다. 점점 멀리 움직이고, 멀리 떨어진 곳에 살고 있는 먹을거리들을 사냥하게 돼. 겨우 하나 잡아서 먹어. 겨우 하나 잡고 배를 채운다. 간소한 조리도구만 지니고 다닐 수 있지. 간단한 양념들만 지니고 다닐 수 있고. 그러니 간단한 조리만 가능해. 사는 지역과 멀리 떨어진 곳에서 생산된 음식들 중에서, 한 가지 음식을 간단하게 조리해서 먹어야 소화도 잘 되고 흡수도 잘 되고 몸에 이롭게 작용을 해. 그리고 생식도 잘해. 생으로 먹어야 영양분을 고스란히 먹을 수 있다고 주장하며 실천하는 사람들 있지? 그런 사람들이야. 아예 조리를 하지 않은 음식들도 몸이 소화를 잘 시켜. 수입식품이나 다른 나라 음식들에 호기심이 일어서 쉽게 접해본다. 여행 가서도 잘 먹어. 물 갈이 같은 건 없는 사람들. 그치만 멀리 가서도 매 끼니마다 한 가지만 먹어야 더 잘 놀 수 있으니 주의.

② 어른 사냥꾼 : ALTERNATING APPETITE

기술이 좀 늘었어. 그래서 덫을 놓고 나물을 뜯기도 하지. 그래서 두어 가지 잡거나 구해. 재료는 더 구해졌지만 간소한 조리도구와 간단한 양념뿐이니까 요리라고 부를 만큼 만들어내기는 힘들어. 고기 좀 뜯어 먹다가 열매 하나 먹다가 그러는 거. 사는 지역과 멀리 떨어진 곳에서 생산된 음식들 중에서, 두 가지 정도의 음식을 조금 느긋한 마음으로 한 가지를 먹고 삼키고, 또 다른 것을 먹고 삼키고 이런 방법으로 두 가지를 먹어. 두 가지를 먹지만 반찬처럼 먹는 게 아닌 거지. 요리 두 가지를 먹는 거라고 생각해. 간단하게 조리해서 먹어야 소화도 잘 되고, 흡수도 잘 되고 몸에 이롭게 작용을 해. 여행 가서 두어 가지만 먹어. 그래야 더 잘 놀 수 있어. 여러 반찬들로 다양하게 먹으면 몸이 힘들대.

③ 움막족 : OPEN TASTE

정착을 하기 시작한 사람들을 상상해봐. 우선 사냥 같은 건 안 나갈 거니까 근처에 무엇을 먹을 수 있는지 샅샅이 살피게 되지. 계절마다 바뀌는 과일들이며 풀들. 철 따라 오고 가는 동물들 다양하게 먹어봐. 바람에 날려와서 싹을 틔운 새로운 것들도 먹어봐. 제법 다양한 조리도구들도 사용할 수 있게 되고, 식재료들도 다양하게 사용할 수 있게 돼. 사는 곳과 가까운 곳에서 생산된 식재료들을 다양하게 활용하고 새로운 것도 먹어봐. 쉽게 계절 나물들 먹어줘야 힘이 나는 사람들이지. 수입식품들 소화 잘 안 되고 신토불이가 맞는 사람들이야. 어디 가더라도 근교라면 지역 특산물까지는 잘 먹어. 해외 나가서는 제대로 못 먹어.

④ 집다운 집 : CLOSE TASTE

정착이 길어지면 먹을거리들을 정리하게 되겠지. 좋았던 것을 추려서 재배해서 반복해서 먹고, 다양한 방법들로 조리해서 먹을 수 있을 만큼의 지식이 충분히 누적되어 있기 때문에 새로운 것에 대한 흥미 따위는 없어. 딱 보면 내가 먹을 만한 것인지 안대. 다양하게 먹는 편식쟁이랄까. 오랜 시간 동안 만드는 발효한 식품들도 맛있고, 맨날 같은 반찬 먹어도 잘 먹어. 사는 곳과 가까운 곳에서 생산되는 식재료들 중에서도 먹던 것만 가려서 먹어. 어디든 멀리 놀러 갈 때는 집반찬 싸들고 가야 잘 먹고 잘 놀다 온다. 집밥이 최고!

⑤ 조금 넉넉하게 : HOT FOOD

머물게 되면 다양한 요리를 만들어 먹잖아. 국내외를 아우르는 다양한 식재료를 사용하고 요리가 진화하지. 가장 기본이 음식의 온도에 변화를 주면서 맛을 다르게 만들잖아. 맛의 풍미를 잘 느낄 수 있으려면 따뜻한 게 좋아. 체온보다 따뜻한 음식이 몸에 들어오게 되면 맛을 더 잘 볼 수 있지. 적당한 따뜻함이 적당한 맛을 이끌어내. 그런 따뜻한 음식들이 소화가 잘 된대. 뜨겁다기보다 내 체온보다 높은 음식을 먹어야 몸에 이롭다고 해. 아무거나 먹어, 다만 살짝 따뜻한 음식들을 먹어. 식은 음식들은 먹어도 효용도가 낮으니 꼭 데워서 먹고. 식도가 체온만큼 온도를 낮춰서 소화가 수월하도록 해줄 거야. 그러니 적당히 따뜻한 음식들을 먹는 게 좋아. 완전히 뜨거운 음식은 주의.

⑥ 조금 부족한 듯 : COLD FOOD

체온보다 온도가 낮은 음식들은 영양이랄까 맛이 농축되어 있어서 적은 양으로 많은 양분을 얻게 돼. 아이스크림을 녹이면 먹기 힘들 만큼 달잖아. 서늘한 음식들은 따뜻한 음식들보다 맛이 농축되어 있어. 몸이 농축된 적은 양의 음식을 활용할 수 있다는 거야. 맛이 좀 없어도 잘 먹어. 따뜻할 때 누군가는 먹고, 이후에 먹는 거, 어쩌면 먹는다는 것에서 조금 독립해가는 과정처럼 보이기도 한다. 조리를 한 음식들은 실온에 둬서 식혀서 먹으면 돼. 온도의 기준은 내 체온이야. 체온보다 낮은 음식이면 뭐든지 됨. 아무거나 먹어, 살짝만 시원한 음식들을 먹어. 식도가 체온만큼 온도를 만들어서 소화할 수 있도록 할 거야. 그러니 적당히 식은 음식들을 먹는 게 좋아. 완전 차가운 음식들은 주의.

⑦ 조용한 환경 : CALM

이제 어떤 음식이냐는 사소해져. 어떤 환경이냐가 추가되는 순서에 접어들었다. 아무거나 먹는데 조용한 데서 혼자 먹거나 같이 먹기 시작했으면 끝까지 함께하는 것이 좋아. 아침 같이 먹다가 한 명씩 출근하고 등교하면 체한다. 여럿 오가는 식당에서 먹으면 과식도 하고 입맛도 오락가락하고 그래. 내 음식에 대한 안정감과 보장에 의미가 있어. 환경이 달라지면 내 식사도 불안해지는 거지. 시끌하게 밥풀 튀겨가면서 먹는 것도 별로야. 조용조용한 대화 정도만 해. 음식은 뭐든지 상관없는데, 내 음식에 대한 안정감이 필요해. 다수가 함께 먹더라도, 시작에서 끝까지 환경이 한결 같아야 해. 그래야 제대로 먹고 먹은 것을 잘 소화할 수 있대. 내가 CALM이라서 몇 줄 더 쓰자면, 특별히 좋아하는 음식도 없고, 한 가지만 먹어도 그만, 여러 가지 먹어도 그만. 신토불이도 좋고 신토불일도 좋고, 식은 치킨도 잘 먹고, 따뜻한 것도 잘 먹고 음식에 대해서 가리는 건 따로 없어. 파인애플도 좋아하고 생율도 좋아하고, 라면도 잘 먹고 밥도 잘 먹어. 그런데 정말 사람들 오가는 식당에서 편하게 먹어본 기억이 없더라. 뭔가 불편한 기분? 밥 먹는데 토론하는 것도 별로라서 드라마에 가끔 보이는 조찬 회의는 정말 먹자고 모인 거 아니라는 거 확 와닿아.

⑧ 시끌한 환경 : BUZZING

아무거나 먹고 아무 데서나 맘대로 먹어도 됨. 음식은 당연한 것이라서 안정감 따위도 필요 없어. 일하면서도 잘 먹고 떠들면서도 잘 먹고, 걸어 다니면서도 먹고. 누가 오든지 가든지 나는 잘 먹어요. 이런 거지. 조찬 회의가 뭔 상관이겠어. 그 와중에도 잘 먹고 토론도 잘해. 식당에서 싸움이 나도 구경하면서도 잘 먹어.

⑨ 인위적인 환경 : SOUNDS & MUZIC

라디오 들으면서 티비 틀면서 소란스러운 식당에서도 낯선 사람들과도 잘 먹어. 8번과의 차이점은 8번은 좀 웅웅거리는 자연적인 소음을 접하는 환경이고 9번은 또렷한 기계음까지 추가되는 거야. 야구장에서 해설 들으면서 응원하면서도 잘 먹어. 당연히 조용한 데서 못 먹어. 절간 같은 데서 체한다.

⑩ 진정 조용한 환경 : PEACE & QUIET

7번이 음식에 대한 안정감을 위해서 혼자 조용히 먹는 거라면 10번은 생각하기 위한 조용함으로 생각하면 된다. 그래서 라디오나 티비 끄고 소리가 들리지 않는 주파수를 만들어내는 것도 끄는 것이 좋아. 7번이 핸드폰이나마 들고 나간다면 10번은 정말 음식만 들고 움직이는 거야. 방해 받을 모든 것을 배제해버려. 음식을 먹는 와중에도 조용히 사색하기 위해서라고 보면 된다.

⑪ 낮에 먹기 : DAYTIME EATING

장소 불문 자연광이 있는 시간에만 먹는 거야. 낮 동안 움직이고 먹으면서 살다가, 해가 지면 몸도 쉰다. 밤을 밝히는 불은 소수에게만 유용했지. 전기가 일반적으로 보급이 되기 전에는 다들 낮에 모든 것을 하고 밤에는 쉬거나 자거나 했잖아. 낮은 몸을 사용하는 시간이야. 먹는 것마저도 낮에 다해.

⑫ 밤에 먹기 : EVENING EATING

　낮이라면 자연광이 없는 장소에서 먹고, 가급적 해가 지고 나서부터 먹는 거야. 낮에는 먹는 것을 넘어선 것들을 하면서 시간을 보내는 거지. 공부나 사색이나. 하루의 반을 마음대로 사용하고 남은 반에서 휴식과 생물학적인 욕구를 충족시켜주는 가장 특별한 식사법 같아. 12번은 특히 밥따로의 일부 고수님들 중에 하루에 한 끼만 드시는 분들이 하시지. 저녁만 드시고 저녁물만 드시거든. 정신적으로 대단한 사람들이거나, 건강의 끄트머리에 몰린 분들이 강한 마음으로 하시는 것이라 생각이었는데, 그저 그렇게 하는 것일 뿐 사람이 다른 것이라는 생각이 든다. 낮에 굶는데 책이나 보면서 명상 같은 거나 하고, 몸 쓰는 노동을 할 수 있을까 생각하겠지만 그런 것과는 무관하게 다들 일 잘해서.

3
추리기

●●●●● 차트를 만들기가 힘들다면 12가지 내에서 추리면서 찾아가면 돼. 당연히 입맛으로 시작해야지. 한 가지만 먹히는지 두어 가지 먹히는지, 다양하게 먹는지 몇 가지만 먹는지, 따뜻한 게 좋은지 식은 게 좋은지는 알 수 있잖아. 더 좋은 생각이 떠오르면 그 방법을 사용해봐.

한 가지만 먹나? 밥만 먹어도 괜찮아.

두 가지 정도면 충분한가? 밥이랑 반찬 하나 정도?

아니 그렇게 먹고 어떻게 살아?

계절식 찾아 먹고 뭐 새로 나왔다면 먹어봐야지! 국내산이 좋아.

그냥 먹던 거 먹어. 김치 먹어. 놀러 간다고? 반찬 담아서 가져가자.

뜨거운 것 식은 것 한 가지만 먹는다면 어떤 걸 선택할까?

· · ·

　한 가지 먹어도 그만 두 가지 먹어도 그만 계절식도 먹다가 냉장고에 있는 반찬으로도 일주일 충분히 살다가 뜨거워도 맛있고 식어도 식은 대로 맛있고. 이렇게 그냥 저냥 먹는다면 7번부터 하나씩 환경의 변화를 줘보는 거야.

· · ·

조용한 곳에서 혼자 먹어봐.
일하면서 이동하면서 먹어봐.
시끄러운 식당에서 토론해가면서 먹어봐.
티비 다 끄고 이것 저것 혼자 생각하면서 조용히 먹어봐.
해 뜨면 먹고
해 지면 먹고

① 한 끼니에 한 가지 음식만 먹는 거 가능하고 괜찮다. : 어린 사냥꾼
② 한 끼니에 두 가지 정도는 있어야 교대로 먹으면서 식사한다. : 어른 사냥꾼
③ 반찬 있어야 밥 먹고. 뭐 새로 나왔다고 하면 집는다. : 움막족
④ 먹던 거 먹는 게 제일 속 편하다. : 집다운 집

⑤ 뭐든 데워 먹는다. : 조금 넉넉하게

⑥ 뭐든 식혀 먹는다. : 조금 부족하게

⑦ 환경이 조용하게 유지돼야 먹힌다. : 조용한 환경

⑧ 일하면서 배고프면 그냥 서서도 먹고 이동 중에도 잘 먹는다.
: 시끌한 환경

⑨ 식당에서 시끄러운 음악 들으면서 여럿이 더 시끌하게 먹는 것이 좋다. : 인위적인 환경

정확한 날짜와 시간을 모르면서 대강 추려서 해봐도 되는 건가 싶지? 내 것도 해보고 아는 분들 하나씩 찾아서 가르쳐드리면 매번 듣는 소리가 이거더라. "내가 예전에 그렇게 먹었던 것 같은데!!! 그렇게 먹는 게 어쩐지 편했는데…."라고 하셨어. 내가 생각하기에 제일 이상하게 먹는 사람, 제일 유난스럽다고 생각하는 식사의 모습은 밥 한 수저 입에 물고 뛰어다니는 아이들이야. 제일 이해할 수 없는 게 그거였거든. 사레가 걸릴 것 같잖아. 그저 나는 조용히 먹는 사람이고 그 아이들은 "⑧ 시끌한 환경 : BUZZING" 이었던 거지. 그 아이들에게 옳은 식사법이었고, 나와는 다른 거였어.

12가지나 되지만 원래 알고 있던 것이고, 스스로가 타인의 기준을 따르기 전까지 하던 거야. 게다가 프로그램은 모든 경도와 위도를 입력하는 것보다는 정확도가 떨어지니까. 자존감을 가지고

찾아가보도록 해. 꼭 해야 되는 것이라 여기면서 반드시 정확하게 찾아서 적용시키려는 마음을 내려놓도록 해. 밥따로에서 "입맛"을 존중하면서 스스로의 특별함을 존중하고 다른 사람들 입맛 또한 인정해주는 것과 비슷해. 내 나름의 환경을 존중하고 다른 사람들의 다양성을 이해하는 식사법으로 대해주길 바란다.

⑩ 밥 먹을 때만은 티비 소리, 라디오 소리 다 거슬린다. : 진정 조용한 환경
⑪ 밤에 먹으면 너무 많이 부대낀다. : 낮에 먹기
⑫ 낮에는 식욕도 없다가 저녁에 먹힌다. : 밤에 먹기

④ 뱀발

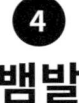 휴먼디자인이 계속 궁금한 이유는 내가 생각하던 것과 결을 비슷하게 하고 있는 것 같아서야. 내가 가끔 타로를 하고, 그 전에 명리학이며 성명학, 풍수지리 이런 것들 거쳐 왔지만 나는 인간의 운 같은 건 가볍게 생각해. 버스 꽁무니가 달라져 보인 그날부터. 이러나 저러나 가치는 같거든. 다만 적어도 내가 타고난 만큼은 살아내기 위해서 "건강"이 중요하다고 생각하지.

인간의 진화는 상대방이 이로운 것이 나에게도 이롭다는 것을 깨달아가는 방향을 향한다고 생각하거든. 2027년부터 태어나는 아이들은 우리와는 다르대. 공동체를 지향하는 사람들이래. 조화를 위해서 조율하는 인류라고 표현하기도 하더라. 그래서 지금의 인류가 활용하는 휴먼디자인은 지금의 우리와 그 이전에 태어난 아이들까지만 사용할 수 있는 거래. 2027년부터 지금의 우리 세

대가 거의 사라지는 동안 새로운 특성을 가진 아이들이 우리와 공동체를 이뤄서 함께 살아가게 되잖아. 그러다가 우리들이 다 죽고 나면 그네들만 남겠지. 그런 과도기에 살고 있기 때문에 우리가 이 정보를 활용해서 다음 세대들을 이해하고 조화를 이루면서 한 세기 정도 함께 잘 살아가기 위해서 나타난 것이라고 보면 된대. 휴먼디자인의 가치는 다양성을 존중받고 존중하는 방법이라는 것에 있다고 본다.

AT 몸사용법을 하면서 몸을 관찰하다 보면 처음에는 지시어를 주면서 의식하는 부분 부분이 맘대로 놀거든. 그러다가 뭔가 한 가지 행동을 하게 되면 같이 조화를 이뤄. 누워서 지시어 주면서 하나하나 관찰하면 손이나 발이 나름의 춤을 추지만, 커텐을 친다거나 담요를 갠다거나 할 때는 온몸이 사용되니까. 우리가 하나의 몸을 사용하기 때문에 당연하다고 생각하고 있겠지만, 각 부분이 적당한 힘과 긴장으로 전체적인 조화를 이뤄가는 그런 느낌이랄까. 기분을 가끔 관찰하게 돼. 엄청 편안한 경험이야. 그걸 확대하면 인류가 각자의 행복을 추구하면서도 공동체적으로 조화를 이뤄가는 그런 모습이 되어가는 것일 수도 있다고 상상해본다.

당연히 우리 이전의 사람들도 우리와는 달랐대. 지금 생각으로 이해할 수 없는 많은 일들이 심각하게 있었잖아. 노예제도나 봉건제도부터 종교전쟁에 사람을 제물로 바치기도 했지. 비교하자면 지금은 그때보다 개인에 대한 존중과 인정을 많이 해주고 개성이라고 여겨주잖아. 낯선 것들을 마녀사냥을 하는 대신에 호기심으로 바라보는 여유도 우리는 있지. 이런 인류의 전체적인 변화들을 말하고 있다고 생각하면 쉬워. 뭐 윤회처럼 모양만 다르지 한결같다고 말하는 사람들도 많아. 그러니 그냥 그런 건가 하면서 읽고 넘어가. 뱀발이잖아.

밥따로를 하다보면 먹었을 때 불편한 마음을 느끼게 하는 음식들이 있거든. 보통은 고기. 나는 원래 날고기나 회를 멀리했어. 먹을 수는 있지만 뭔 맛인지 모르겠거든. 새로운 인류는 채식을 한대. 그냥 나의 생각일 뿐일 수도 있겠지만, 12번처럼 밤에만 먹는 그런 사람들이 많아질 것 같아. 한편으로는 밥따로가 참 대단한 것 같아. 밥따로의 시초가 저녁만 먹고 밤에만 마시는 거였다잖아. 그리고 밥따로를 입맛대로만 해도 식사법의 여섯 가지는 알아갈 수 있어.

환경에 대한 것을 계속 생각하고 있었는데 이렇게 막바지에 결국은 정리가 되네. 행복하다. 밥따로에다가 입맛에다가 휴먼디자인까지 식사법은 3가지 균형을 맞춰야 하는가 보다. 몸은 발끝치기에다가 AT 몸사용에 지압까지 이렇게 3가지가 되네. 같이 하자. ^^

이 책을 여러 다양한 것들 중의 하나로, 그저 인쇄된 정보로만 받아들이도록 해. 나라는 사람과 무관하게 사용하도록 해. 정보의 배경과 권위를 믿고 신뢰하면 내가 해온 틀에 스스로를 가두고 싶어질 거거든. 나와 너는 크게는 같은 시간과 공간을 살아가고 있기는 하지만, 작게는 각자가 사용하는 시간과 공간이 다르잖아. 그에 맞게 활용되고 응용되어야 한다고 생각한다. 휴먼디자인을 만든 분은 돌아가셨고, 그분이 목소리를 들었다는데 그건 겨우 35년 전 얘기야. 스스로 경험으로 확인해나가야 해. 통계도 빈약하니까.

처음에는 돈 벌어서 또 3년 넘게 수업을 들어야겠다고 생각했지. 그렇게 제대로 공부를 하고 자격을 얻자고 생각했어. 그러다가 만든 사람인 라우루후에게 도움을 받아볼까 생각을 했지. 또 그러다가 목소리에게 나에게도 들러달라고 할까 생각을 했지. 와서 가급적이면 우리말로 좀 해주면 내가 받아적겠노라고. 그러다가 세상의 모든 공간은 연결되어 있고, 내가 필요하고 원하는 만큼은 나에게 닿아있다고 생각하게 됐어. 그렇게 하룻밤 인터넷을 찾다보면 하나씩 알게 되더라고. 또 조금씩 살이 붙고 이해가 깊어지면서 문장도 다듬어지고. 내가 휴먼디자인에서 건져야 할 내 몫은 해낸 것 같다.

우리는 우리의 전부이면서 동시에 세상의 일부니까. 스스로의 특별함과 다름을 경험해간다면 2027년에 어떤 인류가 나타나든 그건 특별함과 다름의 종류일 뿐이라고 받아들 수 있겠다고 생각된다.

스스로가 되는 것을 가장 먼저 해보도록 해.

제5부

교선건강법

① 교선건강법이란

●●●●● 만드신 분은 노재천 선생님이셔. 어찌어찌 살다보니, 몸은 상했고, 병원에서도 받아주지 않아, 들것에 실려 집으로 돌아와 죽을 날만 기다리던 몸이 되었다고 해. 겨우 움직일 수 있는 몸의 부위는 발가락뿐이었는데, 가만히 있으니 더 아픈 것 같아서 움직여야겠다고 생각하게 되셨대. 그래서 유일하게 움직일 수 있는 발가락을 움직이다가, 차츰 발을 움직이다가, 다리를 움직여 가면서 6개월 만에 건강을 거의 회복하셨대. 이후 7년 동안 나름의 연구를 하여 열 가지 운동법을 만드셨는데 책이나 직접 뵐 일도 없어서 자세한 건 나도 잘 몰라.

※ **敎仙(교선)건강법:** 신선이 되는 건강법
① 지기상달 - 발끝치기
② 기륙자동 - 천골치기
③ 온냉교구 - 배꼽쓸기

④ 명기유통 - 등치기

⑤ 천기하달 - 도리도리

⑥ 기륙수동 - 배꼽진동

⑦ 명기수동 - 가슴쓸기

⑧ 정좌애동

⑨ 육기회출

⑩ 형문호동

모두 하면 좋겠지만 나도 잘 모르고 해서, 가장 기본인 "지기상달법"만 설명해줄게. 더 자세한 것은 온라인에서 "교선건강법"을 검색해보고 스스로 알아가도록. 역시나 누구나 할 수 있고 따로 팔아먹을 것도 없는 공짜 건강법이야. 주워듣기에, 어느 오래된 무공에도 발끝치기가 있다고 하더라. 전진파 뭐시기에서 하는 운동법의 하나라고 그러더라고.

※ **지기상달법 - 발끝치기 :** 누워서 발뒤꿈치를 붙이고, 발끝을 좌우로 벌렸다가 맞부딪친다. 앉아서 하라고 하는 건 모르고 하는 소리야. 누워서 해야 효과가 있어. 앉아서 할 거면 다른 거 해도 돼.

❷ 해보기

●●●●● 나는 놀고먹는 백수 상황이 되면 뭔가 한 가지라도 제대로 복습해서 익혀왔던 것 같아. 역시 백수에 별달리 재미도 없는 뭔 짓인가 싶은 상황을 맞았는데 텔레비전에 미용 일을 오래 하신 분이 나오셨어. 그분이 그러시길 몇 십 년 일을 하다보니, 코가 휜 사람들은 등도 휘어있더라고 하시더라고. 새삼스럽게 내 코와 내 등을 관찰하게 됐지. 척추가 제자리로 가면 내 코가 달라질지 너무 궁금해졌어. 교정을 받으러 갈 여유는 없었고, 문득 밥따로 모임에서 배운 교선건강법이 생각이 났어. 그때는 대수롭지 않게 생각했지. 해보니 힘들기도 하고, 하기 귀찮았기 때문이야. 교선건강법을 제대로 한 번 해볼까 싶어서 검색을 했고 지기상달법부터 찬찬히 읽었다.

발끝치기 한 가지만 하기로 했어. 노재천 옹께서도 발끝치기를 시작으로 건강해지신 거니까. 또, 다른 것들은 그것만 해야 하지만, 발끝치기는 손과 눈을 맘대로 쓸 수 있기 때문에 다른 흥밋거리들과 함께할 수 있잖아. 가장 재미없고 단순한 게임을 하나 정해서 시간을 때우면서 하루에 한 시간 정도 하기로 하고 시작했어. 절기 하나가 한 시간이잖아. 한 시간은 넘겨야 몸이 알 것 같더라고.

※ **발끝치기** : 편안하게 반듯이 누워서 발뒤꿈치를 붙인다. 두 발끝을 좌우로 벌렸다가 맞부딪친다.

① 베개 없이 편평한 곳에 누워. 맨바닥도 좋고, 침대에서 하거나, 담요를 깔아도 된다.
② 가급적이면 난방이 되는 곳에서 해야 안 추워.
③ 시선은 천정 방향을 향하도록 해. 추가로 설명할 건데 이거 많이 중요해.
④ 발끝치기를 한다. 속도와 각도는 그날 몸 상태에 따라 알아서 설렁설렁하면 돼.
⑤ 하다가 멈춰서 누워있는 모양을 다시 잡아도 돼. 몸을 정돈하고 나서 다시 이어서 하면 되니까 편하게 생각해.
⑥ 힘들면 조금 쉬다가 하면 되고.
⑦ 하다가 다 지루해지면 누운 채로 발끝치기를 하면서 동시에 고개를 좌우로 도리도리해 주면 도리도리 추가되는 거. 다리와 목을 같이 좌우로 흔들어주면 척추가 아래위로 같이 정리

해나갈 수 있으니까 더 좋아.

나는 바로 누워서 다리로는 발끝치기를 하면서, 두 팔을 앞으로 내밀어 두 손으로 핸드폰을 잡고 게임을 열심히 했어. 며칠은 3분도 못 넘기고 다리가 아파서 쉬다 하다 그랬지만, 하루하루 하다 보니 살짝 불편하다가 넘어가더라. 처음 불편함을 넘기면 다음은 쉬워져. 그리고 게임이 나랑 맞아서 다리가 피곤한지도 잘 모를 만큼 핸드폰 게임을 열심히 했어. 같은 색깔이 세 개가 이웃하면 사라지는 게임이었는데 사라지는 정사각형 개수만큼만 점수가 되고, 역대 최고점만 기록되는 효과음조차도 없는 Coloris 초판. 개인적으로 정말 좋아하는 핸드폰 게임이야. 우선 규칙이 간단하고, 시간을 무제한으로 사용할 수 있고, 한 번에 여러 개를 지워도 지워진 개수만큼의 점수만 준다. 그리고 날짜도 없이 최고점만 기록이 돼. 어느 날은 한 시간이 넘게 하기도 했지. 백수 만세. 또 어느 날은 정신 차리고 보니 세 시간을 넘게 하고 있더라. 가끔 딴생각을 하다가 핸드폰을 떨어뜨리면 다시 정신 차리고 주워들고 게임을 이어서 하면서 발끝치기를 해나갔다. 이 게임 요즘 다시 찾아서 하고 있어. 발끝치기 다시 하고 있거든.

시선 방향이 천장을 향하는 것이 중요하다는 걸 어떻게 알게 되었냐면, 어느 날, 꾀가 나서 이불을 쌓아서 팔을 기대고 고개를 아주 살짝 틀었어. 그렇게 살짝 오른쪽을 보면서 편히 게임을 하면서 교선운동을 한 시간 했는데, 게임을 너무 열심히 해서 내 몸이 어떻게 되어가고 있는지도 몰랐네. 몸이 난리가 났어. 한 시간을 채우고 일어나려는데, 그 모양새 그대로, 틀어진 모양대로 몸이 교정되어 버린 거야. 모양 잡은 그대로 자세가 잡혀버리다니 뭐 이런 상황이 다 있나. 세상 신기한 운동이지. 나는 고개를 들기도 돌리기도 힘들었어. 게임을 하는 자세 그대로 척추, 경추가 굳었는지. 잠을 이상한 자세로 자고 난 다음날처럼 움직이면 너무 아팠어. 이 상황이 너무 웃기긴 한데, 본래대로 돌려야 하니까, 핸드폰을 내려놓고 발끝치기를 다시 시작했어. 다리부터 하나씩 풀리겠거니 생각했거든. 그리고 발부터 천천히 바로 눕는 모양으로 몸을 조금씩 만들어갔어. 그렇게 한 시간 정도를 하니까 내 몸은 다시 정상궤도를 찾더라. 다시 멀쩡해졌어. 혹시 나와 같은 상황을 맞닥뜨리면 진정하시고, 천천히 발끝치기를 다시 하면 된다. 완전히 해결돼. 꾀부리기는 그날이 처음이자 마지막 날이었어. 살짝 틀어서 누워서 했다고 이런 상황을 겪는데, 하물며 앉아서 하는 발끝치기는 별 효용이 없겠지. 좌우 팔이 다른데 어떻게 몸이 바르게 중심을 잡아가겠어. 뻘짓이야.

내 몸은 원래 좌우 눈의 크기가 1.5배 정도 달랐어. 졸업사진 보면 지금이랑 눈이 달라. 가방을 메면 한쪽으로만 자꾸 흘러내렸고 가슴은 2배 차이가 날 정도로 좌우 크기가 많이 달랐어. 코는 휘어 있었는데 이걸 깎아서 성형할 것도 아니었고 그냥 못생김 하나 더 있는 걸로 살고 있었지. 산야초 발효액 담는 모임 언니들이 나더러 왜 코가 휘어있냐고 물을 정도로, 눈에 띄게 휘어있었어. 오른쪽으로만 씹어서 오른쪽 턱이 더 튼튼하고, 발목은 오른쪽만 다쳤다. 좌우가 똑같은 사람은 드물기 때문에 좌우가 다른 내 몸은 못생겼을 뿐, 평범한 몸이었고 별생각 없이 살았어.

발끝치기 한 시간씩 한 달을 넘기면서
① 어느 날 비스듬하게 걷고 있는 듯한 느낌이 들어서 집 앞 슈퍼를 다녀오는데도 너무 어색하고 이상하더라. 내가 절뚝거리면서 걷고 있는 것 같았어. 양 다리의 사용이 달라서 너무 어색하다가 한 달이 지나자 제대로 걷는 것처럼 느껴졌어. 두 눈을 사용하는 인간은 시선의 높이를 맞춰서 세상을 보잖아. 그런데 상체가 틀어지는 만큼 하체도 틀어져서 균형을 맞추거든. 그 상황에서 하체만 제자리로 갔으니 상체가 비스듬하고 시선 또한 비스듬한 그대로였던 거지. 상체도 제자리에 자리 잡으면서 진정 제대로 걷게 된 거야.
② 가방 줄을 좌우 똑같이 맞추면, 길면 양쪽 다 흘러내리고, 적당하면 양쪽 다 어깨에 잘 붙어있고.
③ 더 이상 코가 휘었다는 말을 듣지 않게 되었어. 한 번은 내가 일부러 여쭤봤거든. 그런데 다들 잘 모르시더라.
④ 두 눈의 크기가 비슷해졌어. 완전히 똑같지는 않아.
⑤ 양쪽 가슴의 크기가 비슷해졌다. 완전히 똑같지는 않아.

⑥ 가끔은 모든 이를 사용해서 음식을 씹고 있다는 것을 관찰할 수 있었어. 그래도 오른쪽으로 더 자주 씹기는 해. 예전에는 다들 한쪽으로만 씹는 줄 알았는데 나만 그런 거였더라고.

⑦ 의자에 앉을 때 몸이 앞으로 기우는 것이 덜했어.

⑧ 다리가 가벼워서 걷는 것도 수월해졌고, 가끔 뛰는 뜀박질도 가볍게 되더라.

⑨ 골반이 잡히고 요추가 잡혀갈 때쯤 되니까 과식을 못하게 됐어. 위장도 늘어나려면 공간이 필요한데 척추가 자기 자리에서 버티고 있으니 뒤로는 더 못 늘어나는 거지. 먹다가 배가 부르니까 저절로 안 먹게 됐어. 위장이 늘어날 자리가 없으니까 식도로 차오르는 것 같은 느낌?

⑩ 척추도 자리를 잡지만 몸통도 살짝씩 흔들흔들하니까 내장기관들도 자기 자리로 가는 것 같아. 과식해도 발끝치기 한 시간을 하고 나면 편해지더라. 밥따로를 모르더라도 식사량 조절이 힘들다 생각되면 발끝치기 한 달 해봐. 정말 과식하기가 어려워져.

⑪ 다리 간지러울 때 있었는데 발끝치기 하니까 혈액순환이 잘 되는지 해결됐어.

내 동생이 밥따로 하고 나서 효과를 보니까 한동안 내 말을 많이 신뢰했거든. 하루는 골반 틀어진 거 어떻게 하면 되냐고 묻더라고. 그래서 교선운동 얘기해주면서 발끝치기랑 핸드폰 게임을 하는 방법과 도리도리를 가르쳐 줬지. 여름방학 지나고 학교 가니까 친구들이 묻더래. 어딘가 살짝 건드린 거 아니냐고. 하하하하. 본인 골반이 틀어진 게 눈에 보여서 교정을 받아야 하나 생각했었대. 한 달쯤 하니까 80% 정도는 제자리로 가고 보름 더 하니까 거의 티가 안 나더래.

성형이나 치아교정 같은 걸 계획하고 있다면 발끝치기를 최소한 1년 이상 하고 다시 선택하길 바라. 그러면 성형할 범위가 줄어들 거야. 특히 좌우가 달라서 한쪽에 뭔가를 더 하거나 덜 해야 하는 상황이라면 더더욱 교선건강법을 해봐. 몸이 스스로 잡을 수 있는 만큼 균형을 잡아준 다음에 뭘 하더라도 해.

❸ 효과

●●●●● 조금 공부가 필요하겠다. 우리 몸의 근육은 크게 자세유지근과 비자세유지근으로 나눠.

자세유지근은 말 그대로 자세를 유지하는 근육이야. 중력에 조화롭게 일상생활들을 하면서 장시간 몸을 유지해주는 근육이래. 미토콘드리아가 많아서 장시간 동안 운동에너지 생성에 유리하고, 과사용하거나 심리적으로 힘든 상황에서 짧아지려는 성질이 강하고. 일상적으로 서고 앉고 눕는 것과 같이 자세들에 관련된 근육이라고 생각하면 돼. 몸의 뼈대에 붙어있는 자잘한 근육들이야. 우리가 단순하고 크게 힘들지 않은 활동을 할 때 쓰는 근육이지. 앉아있거나 서있거나 누워있거나 가볍게 핸드폰을 한다거나 같은 모양새로 한 가지를 오래 할 때 쓰여. 자세 때문에 몸이 어쩌고저쩌고 하지. 그런 자세들을 생각해봐. 그 자세들을 유지해주는 근육이야.

비자세유지근은 말 그대로 자세를 유지와는 거리가 먼, 운동하는 근육이야. 단시간 운동에너지 생성에 유리하고, 운동 후에 앉거나 누우면 몸이 퍼지는 듯한 느낌을 받잖아. 힘든 상황에서 늘어나려는 성질이 있어. 운동할 때 쓰는 근육들이라서 안 쓰다 쓰면 알배고 아픈 거기야.

발끝치기는 자세유지근 운동이래. 그래서 한 시간을 넘게 해도 몸이 멀쩡해. 다른 운동을 했을 때처럼 퍼지거나 하지 않고, 다음 날 알이 배긴다거나 근육통이 있다거나 전혀 그렇지 않아. 자세근육만 사용하는 것이기 때문이지. 자세근육들은 제자리에 자리 잡도록 뼈대들을 잡아줘. 밥따로 실험 결과처럼 미토콘드리아가 늘어나는 것은 자세유지근에 도움을 주겠지. 그래서 밥따로를 하면서 교선운동을 하면 효과가 더 좋아.

편평한 바닥에서 두 발을 설렁설렁 부딪치고 있노라면 자세근육들이 살랑살랑 움직이면서 다리부터 뼈대를 잡아나간다. 골반이 잡히고, 척추가 잡히고, 경추가 잡히고, 머리 골격까지 차례대로 잡혀가. 바른 골격 안에서 내장과 같은 살들이 넉넉한 공간을 향유하면서 편해져. 땡기는 부위들은 자세근육들이 짧아져 있어서 그래. 제대로 사용하지 않아서 퇴화가 되었거나, 잦은 긴장으로 짧아져 있는 거야. 하루하루 해나가면 게네들이 유연해지고 시원한 느낌이 들면서 풀려갈 거다.

❹ 마무리

●●●●● 이상문 선생님은 살에 생긴 병은 밥따로 식사법으로 모두 고칠 수 있으나 뼈대의 문제로 인한 병들은 힘들다고 하셨어. 밥따로가 100%는 아니래.

위장이 탄탄해져서 위장 근처의 뼈대들을 밀어서 자리를 잡아주는 것보다, 발끝 부딪치기로 척추를 잡아주고 위장에게 적당한 공간을 주는 것이 훨씬 효율적이라고 생각해. 구부정하게 글을 쓰는 학자들은 위장병이 많은데, 위장이 사용할 수 있는 공간이 부족하기 때문이야. 공간을 유연하게 사용하는 자궁이 틀어진 골반을 밀어내기란 힘들겠지. 틀어진 골반으로 인한 생리통은 교선운동으로 해결하는 것이 효율적이야.

자세근육들이 자기 자리에서 할 일을 해주면 몸에 공간이 충분해져서 훨씬 편해진다. 몸사용이 편해지면 마음도 더불어 편해지겠지. 교선건강법을 꼭 해보기를 바란다. 뼈대들이 자기 자리를 되찾았을 때 그 안에서 보호받고 살아가는 장기들과 살들이 충분한 공간을 누릴 수 있어. 밥따로를 하면서 명현반응을 줄이고, 좀 더 빠른 몸 청소와 더불어 건강과의 빠른 만남을 원한다면 발끝치기는 필수라고 생각해.

온몸이 설렁설렁 흔들리면서 혈액순환을 도와줘. 발끝치기를 하다보면 발이 시린 경험을 할 수도 있어. 발로 내려온 피가 빨리 올라가기 때문에 나타나는 현상이야. 그럴 때는 발에 보온을 해주거나 설렁설렁하면 돼. 나는 그냥 해. 한 시간 하고 일어나면 온기가 금방 돌더라고. 잠들기 전에 한 시간 정도 교선운동을 해주고 그 몸 그대로 잠이 들면 이틀째 되는 날부터 아침에 일어나는 것이 달라져. 아무래도 자세를 잡아주고 그대로 잠드니까 유지가 잘 돼서 그런 것 같아. 이틀째만 되어도 당일의 피로가 정리가 되어 다음날 아침에 몸이 정말 개운해진다. 다리가 가벼워.

강력하게 추천한다. 밥따로 만큼 좋은 건강법이야.

제6부
알렉산더테크닉

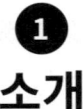 소개

●●●●● 호주 사람인 알렉산더(Frederick Matthias Alexander, 1869. 1. 20.~1955. 10. 10.)라는 분이 만드신 몸사용법이야. 알렉산더테크닉 = AT로 줄여 말해.

① 발견 과정

알렉산더는 낭독을 하는 배우였는데 공연을 하다가 목이 쉬어버렸대. 병원에서는 쉬라고 했고 푹 쉬고 나니 목이 좋아져. 건강한 목으로 공연을 하는데 중간에 목이 또 쉬어버려. 다시 찾은 병원에서는 더 이상 치료할 방법을 모른다고 했고, 배우는 의사가 모른다고 하니, 홀로 해결 방법을 찾아보기 시작해. 거울로 자신을 관찰하다가 낭독을 할 때 나타나는 몸의 습관들을 발견해. 몸을 무심코 사용했기 때문에 낭독을 할 때마다 목이 쉬었던 거야. 습관의 발현을 자제하기 위한 방법들을 찾아가면서, 약 10년에 걸친 관찰과 실험의 결과물로 정리된 것이 "알렉산더테크닉"이야. 4권의 책을 서술했는데 한 권으로 정리한 요약본의 번역판이 서점에 있어. 또 국내 알렉산더테크닉을 하고 있는 선생님들이 쓰신 책도 있고, 관련 책을 번역한 것도 많아.

② 지시어

알렉산더가 습관을 자제하는 방법으로 발견한 것 중의 하나는 "지시어"의 사용이야. 많은 지시어들이 있지만 주된 다섯 가지의 지시어를 많이 사용해.

Think (let) of my neck to be free.
Think (let) of my head can go forward and upward.
Think (let) of my torso lengthen and widen.
Think (let) of my legs release away from my torso.
Think (let) of my shoulders widen out to sides.

내 목이 자유롭다고 생각합니다.
내 머리가 앞과 위로 향한다고 생각합니다.
내 척추(몸통)가 길어지고 넓어진다고 생각합니다.
내 다리와 척추가 서로 분리된다고 생각합니다.
내 어깨가 중심으로부터 넓어진다고 생각합니다.

③ AT를 하는 몸은 뭐가 다를까

외국영화를 보다보면 계단을 가볍게 올라간다거나, 남들과 좀 다르게 뛰는 것 같은 배우들을 본 적이 있을 거야. 예전에는 그런 사람들은 외국 배우라서 우리나라 배우와는 문화의 차이로 그냥 다른 줄 알았는데, AT를 몸에 익힌 배우와 아닌 배우의 차이더라. AT 배우들은 우선 그 연기를 보는 내 눈이 편해. 자세가 자연스럽기 때문인 것 같아. 영화를 보면서 신기하게 뛰거나 신기하게 걷는 배우들을 잘 관찰해보면 흥미로운 어떤 것이 있어. 보고 있는 내 눈이 편해서인지, 2시간 같은 자리에 가만히 앉아서 보는데도 몸의 피로감이 덜해. 아닌 배우들은 껄렁껄렁하게 걷거나 뒤뚱거리면서 걷거나 하니까 보는 사람도 지치게끔 연기를 해. 잘생겨도 걷는 거 보고 마음이 사그라드는 경우도 있었어.

④ 쓰임

여러 교육기관에서 수업을 하고 있고, 낭독을 하던 배우가 발견한 것이기 때문에 연기자들이 많이 배우고 있어. 우리나라에서도 근래에 들어서 소수의 배우들이 AT를 하고 있고, 그 외에도 몸을 사용하는 많은 사람들이 AT를 배워서 일상에서의 사고들을 예방하고, 건강을 되찾고 있어.

⑤ 접하는 방법

국내외에 많은 책들이 있고, 온라인 검색만으로도 제법 많은 정보를 얻을 수 있어. 직접 경험할 수 있는 곳들도 여러 곳이 있어. 여러 대학교에 수업으로 개설되어 있고, 평생교육원에서도 개설되어 있다. 정규 교사과정인 3년 과정이 우리나라에도 개설되어 있어서 체계적으로 배울 수 있어. 3학년 선생님들이 하는 인턴레슨도 있고, 졸업하신 선생님들이 그룹레슨과 개인레슨을 진행하고 계셔. 각 홈페이지와 블로그에 일정들이 게시되어 있으니 참고들 하도록.

나도 있다! 유료야. 그러니까 카페 글이나 책을 읽고 최대한 스스로 해보도록 해. 내 생각에는 나 정도 하는 건 충분히 할 수 있다고 생각해. 내가 만약에 내 글을 접했다면 나는 글로 배울 것 같네. 혼자 운동하기 힘들어서 센터에 가는 것처럼 혼자 하기 심심하다면 경험해보는 것도 괜찮아.

② 계기

●●●●● 예전에 조금 배웠던 것을 다시 해볼까 해서 찾던 중에, 한 영상에서 지나가듯 "알렉산더테크닉"을 말했어. 내가 틈틈이 꾸준히 내내 건강에 관련된 것들을 배워왔잖아. 처음 들어보는 것이라 검색에 들어갔고 우리나라에도 있더라. 센터를 찾아가서 상담을 받았어. 알렉산더테크닉에 대한 설명을 들으면서 그 사람이 혼자 10년에 걸쳐 알아낸 것이라 하시기에 내가 "혼자서도 할 수 있는 것이냐"고 물었는데 흔쾌히 그럴 수 있는 거라고 말해주시더라고. 이걸 가르치는 사람이 이런 마음으로 하고 있다면 맞은 보고 싶더라. 그래서 당시에 감당하기 불가능한 비용이 필요했고, 3년이라는 시간 또한 너무 부담스러웠지만 입구까지는 가보고 결정하고 싶었어. 상담이 아주 맘에 들었거든.

입학을 하려면 몇 가지의 입학조건들이 있는데, 그중의 하나가 10회의 개인레슨 경험이었어. 다행히 같은 지역에 졸업을 앞두신

3학년 선생님이 계셔서 10회의 인턴레슨을 받았어. 10번을 경험하고 나서 이걸 배워야겠다고 결정을 내렸지.

① 내 몸에 손을 대신 선생님이 힘들어 보이지 않았고.
② 10회 모두 같은 말과 비슷한 모습의 몸사용으로 수업이 이뤄졌는데.
③ 효과가 있었기 때문이야. 하루는 정말 개똥 같은 몸으로 갔는데 두통이 반감되더라고.

어쩌면 밥따로보다 하기 쉬울 수도 있겠다는 생각을 했어. 쉽다면 공유하기도 쉬울 것이고 그렇다면 우선 배워보자고 생각했지. 현실적으로 비용을 감당할 수가 없어서 등록을 하지 못했어. 1년이 그냥 지나갔고. 시간이 흘렀음에도, 비용을 감당할 수도 없거니와 기존에 갖고 있는 빚을 가지고, 일과 배움을 병행한다는 것도 불가능한 상황이었지. 현실적으로 가능할 수가 없는데 이게 너무 배워보고 싶더라. 나는 종교가 없는데 하도 잡다하게 책을 읽어대서 그랬는지 무심코 천지신명이라는 단어가 떠올랐어.

"나는 지구에서 사는 거 이번 생이 마지막이다. 내가 세상에 필요한 일을 한 가지라도 할 사람이라면 길을 만들어주고, 지구에 놀러 와서 그저 놀다 가는 것뿐이라면, 충분히 다 놀았으니까 지금의 상황들을 정리하고 산간 오지로 찾아 들어가 굶어 죽겠다.

나는 지금 하고 싶은 것 딱 그거 한 가지다. 그러니 죽이든 살리든 늬들이 알아서 해라."

나는 조금 멍청하고 많이 현실적인 사람이라. 어떻게 일을 하고, 언제까지 속세를 정리하고 어디로 가서 어떻게 굶어 죽을지를 찬찬히 정리했어. 사는 거 재미 하나도 없었고 꿈도 없었고 뭐가 될 거라는 희망도 없었고 워낙에 맘대로 살았기 때문에 내가 하는 일들은 이상한 것들이라는 낙인이 있어서 나를 도와달라고 부탁할 사람이 없더라고. 뭘 배우는지 나조차도 모르는데 어떻게 설득을 하겠어. 내 이름으로는 빚을 더 만들 수도 없는 상황에 시간만 흘러갔지. 그래서 선택지를 천지에 던졌어. 어떤 방법으로든 3년 수업을 배우게 하든지. 그만 살게 하든지 천지신명 늬들이 알아서 하라고 말이야. 웃기지? 하하하.

천우신조로 아는 분이 빚을 내서 나에게 빌려줬어. 날 뭘 믿고? 여하튼 그렇게 겨우 수업을 신청하려 했더니 정원이었던 10명 인원이 다 차서 자리가 없대. 늦었다니. 뭘까 이 상황. 자리 생기면 연락 꼭 부탁드린다고 하고 멍하게 시간을 또 보냈어. 그러다 수업을 듣고자 하는 사람들이 많이 늘었는지 두 반으로 만들어지고 저녁에 수업을 신청하신 분이 한 분 옮기시고 나는 그 자리에 들어가게 됐어.

시작했다. 알렉산터테크닉! 수업은 몹시 재미있었다.

③
교사과정

●●●●● 나의 알렉산더테크닉 3년

① 0학년

내가 왜 시작했을까 생각해보니 제정신이었나 싶어. 뭔지도 모르는 것을 배워서, 어떻게 써먹을지도 계획도 없이, 이 나이에 3년이라는 시간과 말도 안 되는 비용을 투자하다니. 이미 이런 계열은 충분히 배운 상태였고, 이런 것도 있네 하면서 넘어갈 수도 있었을 텐데. 제정신이었다면 이렇게 했을 것 같아? 개인레슨을 다양한 분들께 받으면서 몇 번 관찰하고, 책 읽고 검색해서 익혔을 것 같아. 그 정도만 해도 알아차릴 만큼 다른 것들도 많이 배웠으니까 충분할 거라고 생각했을 거야. 아는 분이 그러시더라고, 그만 헤매라고, 알고 있는 거나 정리해보라고 말이야.

천만다행인지, 사는 게 너무 힘들어서 판단력은 흐렸어. "이거까지만 배우자."는 생각을 하고, "같은 소리를 하면서 테이블~ 같은 소리를 하면서 의자~" 쉽네! 쉬운 거니까 배우자. 그렇게 시작하게 된 것 같아. 내 깜냥에 주먹 내지르기와 같은 쉬운 것만 3년 내내 할 것 같다는 생각도 들었어. 여하튼 나는 시작을 했다.

② 1학년 1학기

지방에서 서울까지 통학을 했어. 호흡 시간은 두어 번 숨 쉬다가 코를 골며 잤고, 저녁 먹고 오면 탁구 치고, 공 던지고, 의자에 앉았다 일어섰다 하고, 뭔지 보이지도 않는데 보조교사의 팔다리는 다르댄다. 뭐가 다르지? 그냥 막 던지는 거 아냐? "뭐뭐라고 생각하시는데 뭐뭐가 아니에요." 그럼 뭔데? 이런 의아함들의 연속이었지만 너무 모르니까 흥미진진했어. 그러다 가끔 내가 생각해오던 단어들을 던져주시면 너무 흡족했어. 벗을 만난 기분이랄까. 내가 수업이라 생각했던 두 시간을 위해서 왕복 일곱 시간을 길 위에서 보냈어. 1학년 1학기 수업은 정말 재미있었고 지금도 다시 하라면 열 번은 더 할 수 있을 것 같아. 그만큼 즐겁고 신나는 수업이었어. 지금 생각해보면 AT의 주먹 내지르기는 호흡이야. 호흡 시간이 AT에서 가장 중요한 시간이었는데, 멍청한 나는 놓치고 있는 줄도 모르면서 놓쳐버리고 있었지.

집으로 돌아오는 심야 버스에서 내리려고 하면 무릎이 아팠어. 버스에 타자마자 금방 잠이 들어서 내 짧은 다리가 의자에서 대롱 대롱 흔들리며 방치되었기 때문이야. 그러다 두 시간 만에 발을 딛게 되니까 절뚝거리게 되더라. 혹시나 싶어서 사람들이 내리는 잠깐 동안 지시어를 몇 번 하면서 몸을 관찰하고 내렸더니 무릎이 조금 가벼웠어. 그냥 내릴 때와는 많이 달랐어. 그렇게 잠시라도 지시어를 해주면서 관찰하는 날에는 무릎이 괜찮더라고. 이후부터는 버스가 IC를 통과하면서 등이 켜지면 지시어를 하며 무릎을 관찰해주고 도착할 때는 멀쩡해진 무릎으로 가뿐하게 일어설 수 있었어. 그런데 이 멀쩡함이 살짝씩 다르더라. 처음에 뭣도 모르고 지시어를 읊어댔을 때는 정말 가벼웠고, 효과가 있는 거 알고 "편한 무릎"을 원하면 덜 멀쩡하고.

수업이 있는 날에도 1시까지 일을 하고 서울로 향했고 쉬는 날은 수업 없는 토요일이었는데 한 달에 이틀. 그나마 그날에도 일을 하기도 했어. 밥따로를 하면 그렇게 살아도 할 만하더라. 호흡 시간에 호흡도 되고 대전으로 귀가한 다음날 아침에도 일어나서 멀쩡하게 출근도 하고. 그런데 밥따로를 하다가 말아버렸더니 몸이 너무 힘들어졌어. 그러던 어느 날. 출근하다가 다리에 쥐가 났어. 4시간 채 못 자고 일어나서 시간에 맞게 출근은 하려고 몸을 급히 움직여서 그랬는지, 이른 아침 아무도 없는 길에서 다리에 쥐가 나서 절뚝거리면서 걷고 있었지. 늘 아슬아슬하게 움직였기 때문에 멈춰서 어떻게 해결할 시간도 없었거든. 멈출 시간도 없고 지압할 시간도 없고 "내 다리와 척추가 서로 분리된다." 이 지시어를 속으로 외우기 시작했어. 속사포처럼 다다다다다다 외워대면서 다리를 관찰했지. 그렇게 한 10미터 정도 갔나? 다리가 풀렸어. 와우~ 지시어가 또 먹혀들어 갔다.

허리를 굽히고 일하는 대신에 무릎과 골반으로 높이를 맞춰서 일하려고도 하고. 일터에서 지시어를 가지고 놀아보려고 나름 생각이 많았어. 수업 시간에도 귀가 막 열리면서 마구 받아들였던 것 같다.

밥따로를 계속하지 그랬느냐고 묻는다면. AT의 효과를 제대로 알고 싶었기도 하고. 무릎과 다리에 먹혀들어 가는 것이 신나서 어느 정도까지 되는지도 궁금했기 때문이야. AT를 잘하면서 그랬어야 되는데 고작 맛만 본 애송이가 그랬으니 식탐에 몸이 맞이 가더라고. 덕분에 효과가 있다는 건 두어 번 경험했지만. 호흡을 제대로 하면서 AT 수업 시간을 온전하게 지키기 위해서 밥따로를 했어야 한다고 생각해.

③ 1학년 2학기

수업을 더 잘 듣고 싶어서 서울로 왔다. 나에게 서울은 단 한 번도 머무르고 싶다는 생각을 하지 않았던 덩치만 큰 도시였어. 잘 지낼 수 있을까? 모르겠고. 이러나저러나 나의 마지막 배움이 될 알렉산더테크닉을 좀 더 잘 배워보고 싶으니까.

방을 구하고, 일을 구했어. 한 달 남짓 일하며 공부하고 있었는데 자전거를 타다가 넘어져서 발이 부러졌네. 수술 날을 잡았고, 수술을 하게 되면 최소 일 년은 쉬어야 했는데, 일 년을 쉬고 다시 AT를 이어서 할 수는 없었어. 현실이 그랬어. 또 선택지를 던졌다. 계속하게 하던가, 굶어 죽는 거 보던가 알아서 하쇼. 수술을 하려고 다른 병원을 갔다가 다시 대학병원으로 가서 재진료를 받았어. 나는 운동을 하지 않는 보통 사람이니 수술보다는 깁스가 낫겠다고 결론이 나서 깁스 치료로 넘어갔고 뼈는 살짝 벗어난 그대로 붙었어. 한 달 만에 깁스를 푼 발은 좌우 다리 길이가 달라지고, 힘이 부족해서 목발을 짚고 수업을 다녔어. 몸이 잘 따라가지를 못하는 데다, 걱정거리도 산더미만 해졌지. 결석으로 뒤쳐졌고 불편한 내 몸 때문에 제대로 배우지 못할 것 같다는 관념이 머릿속에 자리 잡혀 있었기 때문인지 너무 힘들더라.

④ 2학년 1학기

놓친 수업은 둘째고, 발이 겨우 걸을 만해지자마자 일을 열심히 해야 했어. 정신없어서 아무것도 생각할 수가 없었거든. 아직 2년을 더 버텨야 하니까. 살짝 절면서 일을 해서 그런지 발은 원래대로 돌아오지 않았고 다리 길이는 살짝 달라져서 그대로 멈춰버렸고, 수업은 뭘 어떻게 배웠는지 잘 기억이 나지 않아.

⑤ 2학년 2학기

일을 더 열심히 해야 했어. 다 그냥 그만둘까. 너무 힘들다. 이게 뭐하는 짓인가. 수업도 일처럼 느껴졌고, 내 1학년 때의 즐거움은 완전히 사라지고 그냥 하루가 굴러갔어. 하루 종일 일만 하는 날과 일을 하고 수업을 듣는 날이 반복되었지. 밥따로를 하면 버틸 만한 날들이었는데 밥따로를 하면서 몸이 괜찮아지면 이 상황이 화가 나더라고. 또 막 먹으면서 몸을 볶아댔어. AT에게 짐을 떠넘겼어. 그런데 사실 AT가 가장 큰 짐이 되어 있더라. 다행인지 그만둘 생각을 할 힘도 없어서 시간이 흘러갔어.

05시 반부터 일을 하고, 일을 더 하든 수업을 듣든 23시에 돌아와서 씻고 자면 약 5~6시간을 자면서 일을 하고 수업을 듣곤 했는데 늘 같은 자리 같은 거야. 한동안 밥따로도 열심히 했는데 어느 날부터 너무 짜증이 나는 거야. 그래서 밥따로 관둬버렸다. 10개월을 그렇게 살다보니 정신 상태가 이상해져 갔어. 죽고 싶네 어쩌네 생각하는 건 다 웃긴 소리라고 생각해. "이러다 죽는 건가." 싶을 만큼 몸이 너무 힘들었어. 정말 고맙게도 같은 반 선생님께서 서울에 왜 올라왔는지 생각해보라고 하시더라. 정신을 차리고 일을 하나로 줄였다.

⑥ 3학년 1학기

부진아들이 대부분 그렇듯이 수업 시간에 저게 뭔가 보다가도 모르겠고 그냥 회피하고 싶어지더라. 1학년 2학기부터 2학년 전체, 3년 6학기 중에 반이나 되는, 세 학기 수업을 전혀 따라가지 못하고 겨우 출석만 하며 보냈기 때문에 3학년 1학기가 되니까 정말 화가 났어. 1년 반이나 뒤처져버린 나는 수업들을 관망하면서 그만둘 핑계를 매일 찾았다. 몸은 1학년 1학기에 멈춰있었고 생각 또한 그 정도에 멈춰있었는데 벌써 3학년이라니.

인턴 수업하는 시간이 가장 싫었어. 상대방의 시간을 낭비하게 하는 거라서 너무 미안했거든. 여차하면 그만둘 생각을 자주 했어. 정말 그만둘 생각을 많이 했어. 계속할지 나도 답을 모르겠어서 타로를 봤는데, 단 한 번이라도 타로가 그만두라고 말했더라면 나는 당장에 그만뒀을 것 같아. 타로는 매번 계속하라고 말해주더라.

방학이 되고 일을 다 그만두고 아예 쉬어버렸다. 별도 보러 가고, 바다도 보러 가고 정말 쉬었어. 몸과 정신을 좀 챙기고, 1학기 수업도 그나마 맨정신으로 출석해서인지 주워들은 것들이라도 있었나봐. 조금씩 나아져 가더라.

⑦ 3학년 2학기
새 학기 첫 인턴수업에서 좋은 분을 만났어. 잘 들어주셔서 설명하는 게 신이 나고 즐거웠어. 가르쳐드리면서 되려 내가 배우는 것들이 더 많았던 것 같아. 어느 날은 약 5cm 정도의 움직임이었지만 그분 어깨와 소통하는 경험을 했어. 내 손이 실효성이 있다는 것을 알게 되자 뭔가 더 재미있어졌어. 다른 사람 몸에 손을 대는 것도 편해지고, 설명을 해드리는 것도 뿌듯하니 보람 있더라. 웃으면서 오시고, 웃으면서 가셨어. 후기를 들으면 정말 행복했고 인턴레슨이 처음으로 재미있다고 느껴지더라. 그분 덕분에 마지막 학기를 잘 보낸 것 같아. 내게 선물 같은 분이셨어. 내 몸을 가지고 노는 것도 즐거웠다. 찬찬히 지시어를 주면서 관찰을 하면 발이 춤을 추더라고.

졸업이라는 것을 하게 되면 배운 대로 해야 하는 어떤 틀 안으로 들어가는 것 같아서 싫더라. 졸업을 코앞에 두고 그만둘 생각을 가장 많이 했고, 졸업 전날에도 졸업식을 참여해야 할지 타로 카드를 펼쳐댔지. 정말 카드가 가라고 해서 갔어. 그렇게 졸업을 했다.

야생망아지처럼 3년 내내 사방으로 뛰어다니기만 하다가 졸업한 사람이 알렉산더테크닉에 대해서 글을 쓰고 있으니 맘껏 걸러 읽길 바란다. 걸러서 읽으라고 나의 3년을 있는 그대로 고백한 거야. 나의 글을 보면서 "이게 뭐야?" 싶을 수도 있겠지만, 알렉산더테크닉은 깊이가 무한한 학문이야. 3년을 투자할 만큼 좋은 것이냐고 묻는다면 그만한 가치가 있다고 말해주고 싶어. 여러 선생님들과 시간과 공간을 함께하는 것만으로도 많은 것을 배울 수 있고, 배웠다고 생각해.

3년 힘들었지만 겪어냈다. 천지신명 고맙고맙!

제7부
응당의 몸사용법

① 예습

1) 레오나르도 다빈치 - 비트루비우스적 인간

　자연이 낸 인체의 중심은 배꼽이다. 등을 대고 누워서 팔다리를 뻗은 다음 캠퍼스 중심을 배꼽에 맞추고 원을 돌리면 두 팔의 손가락 끝과 발가락 끝이 원에 붙는다. 정사각형으로 된다. 사람 키를 발바닥에서 정수리까지 잰 길이는 두 팔을 가로 벌린 너비와 같기 때문이다.

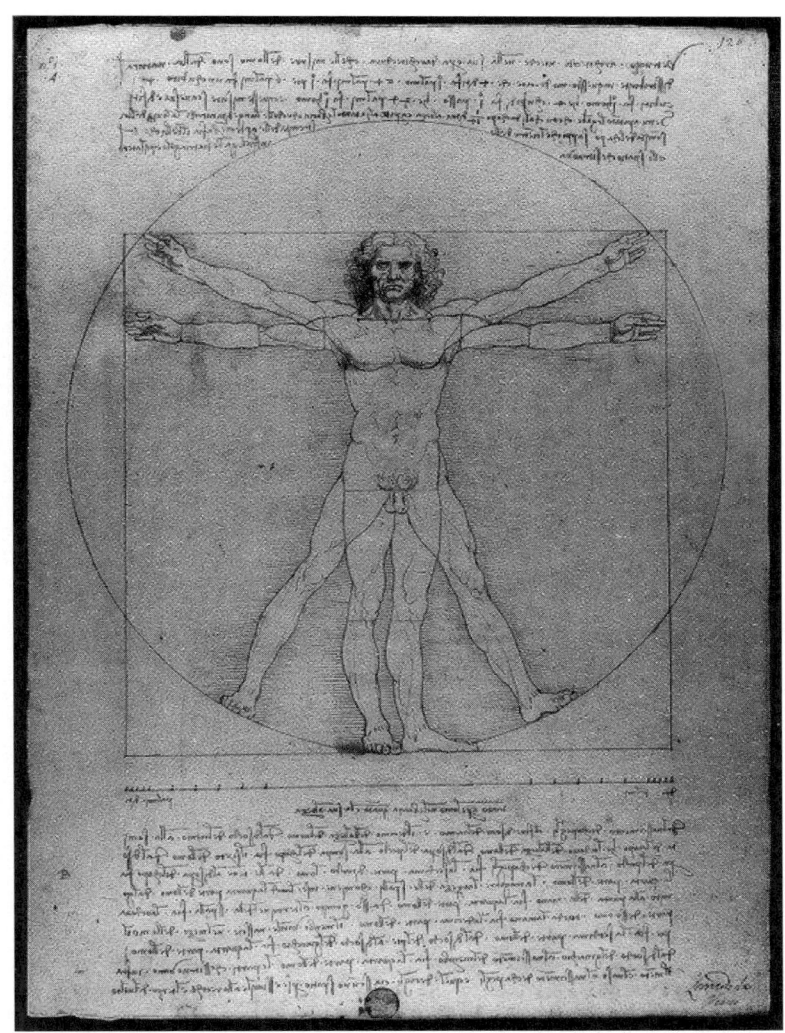

2) EBS 지식채널e "빈 공간"

　공간이 사물로 가득 차 있는 것이 아니다.
　사물이 공간으로 가득 차 있다.
　- 하이럼 M. 스탠리

　세상을 이루고 있는 지름 1억분의 1cm 원자
　한 방울의 물을 우리가 사는 지구만큼 확대한다면 원자는 야구공 크기가 될 것이다.
　- 로렌스 블러그, 물리학자

　오렌지 크기가 지구만 하다면 원자의 크기는 아마 오렌지보다 작을 것이다.
　- 프리초프 카프라, 물리학자

　그리고 원자와 원자 중심에 있는 원자핵
　원자가 축구장 크기만 하다면 원자핵은 축구공 크기에 불과하다.
　- 말콤 롱 에어, 물리학자

　엄청나게 큰 원자와 엄청나게 작은 원자핵
　그리고 그 사이 99.999%는 빈 공간
　원자의 99.999%는 빈 공간

세상은 원자로 이루어져 있다.

세포 하나에 들어 있는 원자는 100조 개
사람 몸에 들어 있는 세포도 100조 개
지구에 사는 사람 60억 명
지구가 속한 태양계
우리 은하에는 태양과 같은 별이 1,000억 개
1,000억 개의 은하계가 있는 우주

우리가 보는 것의 99.999%
우리가 욕망하는 것의 99.999%
그 모든 것의 99.999%는 빈 공간

※ 영상 주소

https://cafe.daum.net/eungdang-hakdang/CLYc/1

❷ 응당의 몸사용법

●●●●● "밥따로 물따로"를 나를 거치면서 "입맛"을 입고 입맛대로 밥따로가 되었듯이 "알렉산더테크닉"은 내 수준에 맞게 쉬워지면서 "응당의 몸사용법"이 되었어. 읽는 당신들도 마음대로 당신들의 것으로 만들기를 진심으로 바라. 내가 배워온 것들과 섞이고, 내 생각과 경험에 맞게 정리된 것이라 "알렉산더테크닉"에서는 벗어나는 것 같아서 "몸사용법"이라는 이름을 쓴다. 3년을 열심히 배웠더라면 그 이름을 그대로 쓸 수 있었을 텐데, 3년은 지나가 버렸잖아. "응당의 몸사용법"은 새로운 것이라기보다 다양한 사람들이 나름대로 하고 있는 AT들 중의 하나라고 생각한다.

나는 내 깜냥대로 우둔하게나마 주먹 내지르기라도 3년 내내 해왔던 것 같아. 내가 배운 AT는 깊이가 얕기 때문에 누구나 나만큼은 쉽게 배울 수 있고 원하는 방향대로 길을 만들어가며 사용할 수 있을 거라고 생각해. 어쩌면 덜 배운 것이 나에게는 다행인 것 같기도 해. 덕분에 시작점부터 내 마음대로 할 수 있겠더라고. 하하하하.

"입맛대로 밥따로"가 몸에서 출발해서 마음을 마음대로 하는 것이라면 "응당의 몸사용법"은 마음에서부터 시작해. 마음이 스스로를 몸에게 소개하고 몸과 함께하는 거지. 양방향에서 동시에 출발하면, 몸과 마음의 만남은 순식간에 이뤄질 거야.

③
AT 정리

●●●●● 내 몸과 내가 손을 대어본 몇 분들의 몸을 경험하면서 정리된 것은 공간을 전제한 허용, 관찰, 지시어야.

① 공간
② 허용
③ 관찰
④ 지시어

순서대로 해나가다 보면 몸이 저절로 춤을 출 거다.
자유로운 몸과의 만남을 경험해보시기를 바라.

레오나르도 다빈치의 그림을 보면 원 안에 인간이 있지. 그런데 그 원 안에 있는 몸은 움직이는 몸이라서, 팔을 머리 위로 움직이면 머리 위로 반팔 크기만큼의 공간이 더 부여돼. 제자리에서 앉고, 서고, 돌고, 손을 사용하고 그 최대치를 3차원으로 그린다면 구가 만들어진다. 태어난 몸의 모양새가 구라고 하기에 말이 안 되지만 우리가 사용하는 공간을 색깔로 채운다면 얼핏 구형이 돼. 구 전체를 내 것이라고 생각하면 쉬워질 거야. 그 영역이 모두 내 것이고, 그 안에서 움직임을 허용한다고 생각하는 것이 몸사용의 시작이야. 기억해둬. 우리 몸은 수정란이라는 "구"에서 출발했잖아. 우리가 누리는 공간도 구야.

교정이나 마사지를 받을 때 혹은 운동을 배울 때, 몸의 방향은 한두 가지 정도였어. 그 방향과 위치를 유지했을 때 자세가 바르다거나 건강하다거나 몸에 무리가 없다고 배웠고. 그렇게 교정을 우두둑 받고 나오는 길은 뭔가 어색하지만 바르다는 생각을 하면서 걷고 앉았다. 물론 며칠 지나면 어색해지지 않지. 원래대로 돌아가니까. 운동을 배울 때도 손을 어떤 방향으로 써야 힘이 잘 전달이 되는지 배우고, 그 한 방향으로 손을 쓰는 연습을 여러 번 해. 그러다 보면 일상에서도 같은 모양으로 손을 사용하고 있는 것이 관찰되곤 할 거야. 가끔 물건 떨어뜨리면서 발을 피하는데 10년 전에 달랑 두 달 배운 택견에서 배운 발놀림을 하면서, 익크! 하면서 발을 피하더라. 공간을 사용하는 것이 아니라, 두어 가지의 방향으로만 사용되고 있다는 거야. 공간을 사용한다는 건 뭘까?

제7부 응당의 몸사용법 | 195

1) 공간

　우리가 물질이라고 여기고 있는, 빽빽하게 가득하다고 생각한 것들의 99.999%가 공간이라고 해. 눈에 안 보이는 곳만 공간인 것 같은데. 믿기 어렵지만 눈에 보이는 것들의 0.001%만 물질이고 나머지는 공간이라는 거야. 공간에는 무엇이 있을까. 파장이라는 것이 있대. 쉽게 설명하자면 소리와 같은 울림들이 있는 거야.

　공간이라는 것에 "경계"가 있을까? 공간은 의식하는 만큼, 의식하는 사람의 것이 돼. 하나의 조화로운 공간은 가장 효율적인 모양인 "구"의 형태야. 우주라는 공간 안에서 지구가 높이를 가지고 있을까? 유아들에게는 높이라는 개념이 없대. 모든 기준이 나를 중심에 두고 둥글둥글 시작되는 거야. 높이라는 건 해수면이라는 기준이 있다는 뜻이잖아. 유아들은 기준이라는 것 자체가 없다는 거지.

　유아들은 아주 다양한 형태로 몸을 사용해. 어른이 유아들의 엉뚱한 움직임들을 따라 한다면 다음날 일어나기도 힘들 텐데 유아들은 멀쩡해. 구형의 공간 안에서 다양한 방향으로 몸을 사용하는 것을 허용한 몸이라는 거야. 내 몸 공간을 허용하고 관찰하면서 지시어를 주면 내 몸은 춤을 춘다. 물리치료나 교정을 받을 때와 아주 많이 달라. 사방으로 춤을 추면서 논다. 시간이 걸리겠지만 책을 진지하게 보면서 하나씩 익혀서, 다들 한 번이라도 경험해봤으면 좋겠다. 정말 재미있는 경험이 될 거거든.

유아들은 높이라는 개념이 없어서 공간을 그대로 의식하면서 몸을 사용하기에 충분하고도 남을 만큼 넉넉한 공간을 마음껏 사용해. 늘 효율적으로 몸을 사용하고, 매 순간 선택을 하면서 흐름대로 살아간다. 본디 그러한 몸으로 태어나서 사용을 잘하다가, 의자처럼 몸을 가만히 두고 사용해야 하는 가구에 앉아, 부모나 선생님께 본인들을 향해서만 시선을 사용하라고 교육을 받으면서 서서히 변하는 거야. 몸의 뒤에도 내가 사용할 수 있는 공간이 존재하는데 점점 잊어가면서 크는 거지.

몸이 앞 공간만 활용하게 되면서, 몸을 가운데 두고 만들어졌던 구와 같은 넉넉한 공간은, 몸을 변두리에 두고 앞 공간만을 의식하는 반구의 형태로 변해. 몸이 사용하던 공간이 반으로 줄어들어 버린 거야. 시간이 지나면서, 더 집중할 것을 요구받아 그에 따르게 되면, 몸은 앞으로 기울겠지. 몸이 기운 만큼 고개를 들게 되니 목은 꺾이고. 무게 중심이 앞으로 쏠리면서 우리 몸이 사용할 수 있는 공간은 반구보다도 줄어들어. 그렇게 스스로 제한해버린 공간 안에서 몸을 사용하게 돼.

보통의 건강하다는 어른들은 똑바른 몸을 유지하려고 하잖아.

그 몸을 기준으로 그나마 반구 정도의 공간을 사용하지. 그런데 그 상태에서 몸 뒤에 공간이 있다는 것을 생각하는 것만으로도 몸 사용이 많이 여유로워져. 당장 해볼래? 등에 공간이 있다고 생각해봐. 척추가 살랑살랑거리는 게 느껴져?

내가 사용할 수 있고 내가 누릴 수 있는, 최소 공간은 발바닥부터 손을 들었을 때 손가락 끝까지를 지름으로 둔 구 모양의 3차원 공간만큼이야. 몸사용의 시작은 우선 이러한 크기의 구와 같은 영역을 의식하고 몸에게 허용하는 것부터야.

지름 2m의 구만 한 공간을 나에게 허용한다고 생각하자.
이제 몸사용을 시작해볼까?

2) 허용

　AT의 실질적인 시작은 "허용"이야. 내 몸을 허용한다고 생각하면 돼. 허용이란 허락하여 받아들인다는 뜻을 가지고 있어. 뭔지 재기 전에, 조건을 떠올리기 전에, 허락을 먼저 하는 거. 내 몸이야, 내 마음대로 허락하고 받아들여. 그래야 그다음이 있다. 내 몸을 내 공간 안에서 허용하는 것이 시작이야. 공간을 몸에게 허용해줘봐.

　기준을 가지고 판단을 하는 것이 어떤 것인가에 대해 이야기해주는 "프로크루스테스의 침대"라는 신화가 있어. 프로크루스테스는 그리스 신화에 등장하는 도적인데 폴리페몬 또는 다마스테스라고도 한대. 다른 도적들과는 달리 지나가는 나그네를 극진히 대접하고 잠자리까지 제공해줘. 하지만 그는 자신에게 "모든 이에게 사이즈가 맞는 침대가 있다."며 손님을 눕힌 다음 침대보다 키가 크면 남는 다리를 잘라버리고, 침대보다 키가 작으면 침대 길이에 맞춰 다리를 잡아당겨 늘려버리는 방법으로 상대를 살해했대. 테세우스가 나타나기 이전 딱 한 명 그 침대와 크기가 꼭 맞아 살아남은 사람이 있었는데, 그는 프로크루스테스의 시중을 드는 노예가 되었어. 침대의 길이와 똑같은 키를 가진 테세우스가 나타나서 프로크루스테스를 똑같은 방법으로 죽였다고 해.

"기준"이라는 것은 자연스럽게 "판단"으로 이어져. 기준에서 이어진 판단은 상대의 목을 자르거나, 다리를 찢으며 목숨을 뺏지. 아주 가끔 기준에 맞는 것을 딱 만나겠지만 그것은 노예이거나 나를 죽이는 자야.

스스로를 프로크루스테스의 침대로 눕히고
스스로가 프로크루스테스가 되어
스스로를 재단하는 어리석음을 멈춰봐.

내가 어떤 기준을 가지고 내 몸을 보기 시작하면 위와 같은 상황들이 생긴다. 다른 사람들이 만든 기준에 따라 내 몸을 재단해서 살을 빼려고 하거나, 키가 크려고 하거나 하면서 부자연스럽게 몸을 사용해. 기준에 합당하다 해도 나는 그 기준의 노예가 되어 늘 그 기준 안에 있으려고 애쓰지. 그러다 가끔은 폭발할걸. 다른 사람들의 기준과, 그 기준에 의한 판단들은 당연히 남의 것이야. 나는 나이기 때문에. 지"구"라는 공간에서 살아가는 인간은 스스로가 스스로의 기준이야.

레오나르도의 그림처럼, 나에게 내 키보다 반팔만큼 더 긴 길이를 지름으로 하는 구 형태의 공간이 있다고 생각해봐. 그리고 그 안에서의 내 몸사용을 100% 허용한다고 생각하는 거야. 그 공간만큼을 전제로 두고, 몸을 사용하면서 몸에 흐름이 생기면 관찰해봐. 정말 재미있을 거야.

지름 2m 정도의 구형의 "공간"을 몸에게 "허용"하면서 몸사용이 시작된다.

3) 관찰

① 見(견) : 볼 견

見자는 사람 인(人)자 위에 큰 눈(目-눈 목)이 그려져 있어. 눈을 강조해서 그린 것으로 "보다"라는 뜻을 갖고 있지. 내 의지와 상관없이 무의식적으로 수동적으로 보는 거야. 그냥 눈을 뜨고 있으면 뭔가가 앞에 있구나 정도로, 별생각 없이 바라보는 경우.

② 視(시) : 볼 시

見이 저쪽에서 보여오는 것이라면 視는 이쪽에서 능동적으로 보는 거야. 귀신 시(示)가 붙어 있지? 우리 정신과 마음이 보는 것에 투영된다는 뜻이야. 내가 보려고 하는 의지를 가지고 판단과 선택을 하면서 보는 것을 의미해. 지금껏 우리가 눈의 사용을 할 때 이런 방법을 썼어. 보면서 어떻다 저떻다 생각을 투영하잖아.

③ 觀(관) : 볼 관

나무 위에 올라가 있는 황새처럼 넓게 본다는 뜻이야. 견(見)의 관점에서 범위가 넓어진 거야. 눈으로 들어오는 빛을 넓게 받아들이지. 분위기까지도 보여지는 대로 받아들여. 당연히 감정적이야. 견(見)에 공간이라는 개념이 추가된 것이라 보면 돼.

④ 察(찰) : 살필 찰

두루 자세히 살펴본다는 의미에서 "자세히 알다."라는 뜻을 가지고 있어. 관(觀)을 하면서 지나쳐 버린 것이나 모자람까지도 자세하게 살펴보는 것이라 좀 더 이성적이다.

⑤ 관찰(觀察) : 볼 관, 살필 찰

사물의 현상이나 동태 따위를 공간 개념을 가지고 감정적, 이성적으로 주의해서 살펴본다는 뜻이야. 일상에서 관찰한다고 할 때처럼 말 그대로 쉽게 그저 보고 살핀다는 뜻으로 받아들여도 돼.

구의 공간 안에서 몸사용을 허용하고 몸을 관찰하는 데 허용하겠다고 선언한 후에 몸을 관찰하기 시작하는 거다. 그냥 알아가는 거라고 생각해. 몸을 어떤 기준과 비교하면서 평가하고 있다는 것을 깨달았다면. 잠시 멈췄다가. 다시 공간을 생각하고 그 안에 있는 몸의 모든 것을 허용하고 다시 관찰을 시작하면 돼. 허용과 관찰만으로도 우리 몸은 많은 것이 달라진다. 위로가 되고 힘이 되고 몸사용이 달라져.

관찰은 멍하게 눈을 뜨고 있는 것과는 달라. 내 마음(이성)과 몸(감정)을 가지고 시선이 닿는 공간 내에서 빛들을 허용하는 과정이 관찰이야. 공간 내에서 시선이 닿지 않는 곳에서 발현되는 빛까지도 몸은 받아들이고 있어. 등 뒤에 뭔가 있는 것 같기도 해서,

뒷걸음치던 걸음을 멈춰본 적이 있었다면, 그런 감 또한 "허용과 관찰을 하는 것"이라고 볼 수 있어.

의식한다는 말을 "관찰한다"로 받아들이면 쉽겠다. 응당의 몸 사용법에서는 의식과 관찰은 비슷한 말이야. 관찰보다 수동적인 의미를 좀 더 부여하는 것이 "의식한다"야. "생각한다"로 여겨도 괜찮아. 의식한다. 관찰하다. 생각한다. 거의 같은 뜻이라고 여겨줘.

지름 2m 정도의 구형의 "공간"을 몸에게 "허용"하고 있는 그대로 "관찰"을 해봐.

4) 지시어

지시어는 언어의 사용을 통해서 몸과 대화하고 소통하는 방법이야. 우리의 생각과 말은 몸에 영향을 주잖아. 말하는 것이 어떻게 작용하는지 처음 배워가기 시작할 때 내가 해본 건 "뒷골이 땡긴다."는 말이었어. 뭐 내가 하는 짓들을 보면서 어르신들이 뒷목을 가끔 잡기도 하셨고, 그 말 자체가 좀 우습잖아. 그냥 표현의 한 가지로 알았거든. 그래서 일부러 무슨 일만 보면 내가 우스갯소리로 뒷골이 땡긴다고 말해보기 시작했지. 3개월 정도 지났을까. 정말 뒷목이 묵직하니 땡기면서 머리가 아프고 고개를 돌리기 힘들기 시작하더라고. 바보같이 스스로 스스로를 해하다니. 말이 먹혀들어 간다는 걸 알았으니 다시 돌려놔야겠지. 이 상황은 머리 아플 일이 아니다? 뒷목이 안 땡긴다? 뒷목이 안 아프다? 말은 긍정어로 들려줘야 해. 뒷목이 편하다. 머리가 맑다. 괜찮은 일들이다. 이렇게. 금세 내 머리는 엉뚱한 말을 들려주기 전으로 돌아갔어. 그리고 거의 1년을 넘게 내가 하는 말들을 연습해서 말하는 모양새를 다듬었어. 그래서 지시어를 처음 배우면서 지시어가 AT의 핵심이라고 생각했지. 주요 지시어 모두 긍정어들이거든.

결국 모든 생각과 말은 내 몸에게 하는 지시어라고 할 수도 있어. 아기 행동발달 순서를 보면 알렉산더가 정리한 지시어의 순서와 같아. 아기 행동발달 순서에 AT 주요 지시어들이 순서대로 있어.

※ 아기 행동발달 순서

① 0~1개월 : 사물을 따라 시선 움직이기

② 2~3개월 : 터미타임(목 가누기 준비)

③ 3~4개월 : 목 가누기

④ 4~5개월 : 뒤집기

⑤ 6~7개월 : 배밀이

⑥ 8개월 : 기어다니기

⑦ 9개월 : 잡고 일어서기

⑧ 10개월 : 혼자 서기

⑨ 11개월 : 컵 사용

⑩ 12개월 : 걸어다니기

※ 지시어의 순서

① 내 목이 자유롭다.

② 내 머리가 앞과 위로 향한다.

③ 내 척추가 길어지고 넓어진다.

④ 내 다리와 척추가 서로 분리된다.

⑤ 내 어깨가 중심으로부터 넓어진다.

※ 아기 행동발달 순서와 지시어 비교

① 목(1)을 가누고 - 자유로운 목

② 머리(2)를 들고 - 머리 방향성

③ 배밀이(3)를 하고 - 척추 방향성
④ 혼자 서고(4) - 다리
⑤ 컵 사용(5) - 손의 사용

AT를 재교육이라고 하는 이유는 이렇듯 태어나서 스스로 알아서 했던 것들을 다시 배우는 것이기 때문인 것 같아. 원래 자연스럽게 "그냥" 습득했던 것들인데 잊은 것들. 잊었기 때문에 우리의 마음은 몸을 벗어나 버렸나봐.

지금의 우리는 "지시어의 안내"를 통한 "의식적인 움직임"이 필요해. 지름 2m 정도의 구형의 "공간"을 몸에게 "허용"하고 있는 그대로 "관찰"을 하면서 지시어들을 입혀봐. 지시어를 차례대로 생각하면서 [목 - 머리 - 몸통 - 다리 - 팔] 순서대로 "허용"하고 "관찰"을 해보자.

④ 몸사용법 재교육

●●●●● 가급적 차례대로 하나씩 익혀나가기를 바라. 우리가 태어나서 스스로 알았던 것들이야. 그 순서대로 몸을 사용하는 것이 맞을 거라 생각했는데 실제로도 맞더라.

1) 호흡

 살아가는 데 가장 중요한 것은 숨을 쉬는 거야. 호흡은 인간의 생존에 가장 중요하고 필수적인 몸사용이지. 태어나서 가장 먼저 사용하는 장기는 당연히 폐장이 되겠지. 실제로도 그래. 우리 몸은 태어나서 가장 먼저 숨을 내뱉어. 모체 안에서 폐 안에 쌓아뒀던 이산화탄소를 내뱉는 거야. 이산화탄소를 왜 모아뒀을까 의아하겠지만 폐가 모양을 유지하기 위해서 공간이 유지할 필요가 있잖아. 몸에게는 불필요한 이산화탄소를 모아서 사용한 거야. 필요 없으니까 태어나면서 내뱉어버리는 거고.

폐 모양을 유지할 수 있도록 안에 공기가 있을 때가 이완 상태야. 비교해봐. 내쉬고 숨을 참는 것보다 숨을 들이쉬고 있는 게 편해. 숨은 처음 폐를 사용했을 때처럼 날숨을 먼저 시작해. "수~움"은 내쉬는 것이 먼저야. 이후에 일어나는 공기의 유입은 기압차로 인해 저절로 일어나는 거야. 과학 시간에 배웠지?

"호~ 흡!" 발음 그대로 해봐. 호~ 입으로 숨을 내쉬고, 흡! 입이 닫히고 기다리면 코로 숨이 들어온다. 내쉬는 숨은 의지로 하지만 들이쉬는 숨은 기압차로 자연스럽게 일어나는 현상이야. 네가 참지 않으면 숨은 들어와. 내쉬고 기다리면 저절로 들어온다고. 걷기를 하거나 달리기를 하거나 등산을 할 때 하루는 원래 쉬던 대로 숨을 쉬면서 해보고, 다음날은 "호~ 흡!"을 하면서 숨을 쉬는 순서대로 해보고 비교해보면 쉽게 알 수 있을 거야. 간단하게 코로만 먼저 내쉬고, 그다음에 들이쉬고를 하면서 걸어도 달라. 몸이 편해. 달리기를 할 때도 입으로 호! 호! 코로 흡! 흡! 하면서 박자 맞춰서 뛰면 몸이 훨 쉽다. 숨 고르기를 할 때도 멈춰서 쥐똥만큼이라도 숨을 내쉬고 그 후에 들이쉬고 하면 숨이 빨리 골라진다. 달리기와 숨 고르기는 내 의지와 상관없이 달려야 했었던 동안 아주 요긴하게 사용했어. 호흡 꼬이면 내 몸으로는 못 따라가겠더라.

순서가 중요해. 내쉬고 들이쉰다. 내쉬고 들숨은 기다린다.

흡! 호~를 하면 몸이 힘들어져. 들숨부터 가르치는 호흡들은 당연히 가짜야. 첫 단추부터 어긋나버렸는데 어떻게 몸에 맞겠어. 몇 초 몇 분 참아내는 호흡들도 가짜야. 매 끼니마다 먹고 싶은 것, 먹어지는 양이 달라지는데 호흡이라고 다를까? 내 몸 상태에 따라, 어떻게 몸을 쓰고 있느냐에 따라 그날그날 다른 양의 호흡이 있는 거지. 단, 호흡하는 순서는 한 가지다.

호흡 너무 쉽지? 내쉬고 기다린다.
호~ 내쉬고 흡! 기다린다.
호~ 흡!

긴장으로 숨에 오류가 발생하면 모든 부자연스러움의 시작이자, 모든 아픔의 시작이 돼. 앞서 자세유지근은 힘들 때 짧아진다고 했잖아. 우리가 뭔가에 놀라거나 낯선 것을 만나면 숨이 턱 멎을 듯하면서 몸을 움추리지? 가장 먼저 움추러드는 곳이 폐를 잡아주는 근육들이야. 폐가 긴장하면 폐 주위의 자세유지근들이 짧아지고, 폐 주위의 모든 것들이 과사용돼.

호흡을 "호~ 흡!" 하면서 늘 의식하다 보면 호흡이 달라질 때 쉽게 알아챌 수 있어. 부자연스러운 호흡을 하고 있다는 건 부자연스러운 몸사용을 하고 있다는 거고, 그 시간들이 쌓이면서 몸이 아파져. 숨을 멈추게 하는 긴장이 관찰되면 잠시 멈췄다가 호흡을 의식하면서 숨을 쉬고 다시 몸을 사용해. 그러면 몸이 편해져. 내 몸을 잘 쓰고 있는지의 기준는 나의 호흡이야.

억지로 들이쉬거나 폐의 기분을 무시하고 몇 초, 몇 번 맞춰서 숨 쉬기를 하면서 폐를 사용하면 폐는 부자연스럽게 사용되겠지. 그리고 폐를 억지로 사용하려고 폐 근처에 있는 근육들을 부려 먹을 테고. 어깨가 왜 아플 것 같아? 어깨의 유연성을 폐가 빌려 쓰고 있기 때문이야. 심장이 왜 힘들까? 폐 사이에 끼어서 폐에게 휘둘리기 때문이야. 위장이, 간이, 대장이 왜 힘들까? 폐 아래 근육들이 제 할 일을 못하기 때문이야. 그래서 몸이 아파지고, 마음이 아파져. 몸이 힘드니까 뇌로 피가 충분히 못 가게 되니까 생각다운 생각을 못하는 거야. 이렇듯 폐 위에 있는 어깨부터 폐 사이에 있는 심장, 아래에 있는 간과 위장, 비장, 신장 다들 영향을 받아. 그래서 편하게 누워서 호~ 흡!만 해줘도 어깨, 심장, 간, 위장, 비장, 신장 조금씩들 나아진다.

편히 누워서 호~ 흡!만 해도 몸통이 조금씩 이완이 되고 풀려.

몸이 많이 힘들다면 폐가 이완할 때, 그러니까 숨을 들이쉴 때 몸사용을 시작해봐. 훨씬 수월할 거야. 어깨를 예로 들어볼게. 호~를 하면서 들이쉬면서 팔을 움직여봐. 반대로 흡!을 하면서 팔을 움직여봐. 비교했을 때의 차이를 알아챌 수 있기를 바란다.

흡!을 하면서 몸사용을 하는 걸 시작하지만, 폐가 진정 건강해져서 자연스러운 흐름을 찾으면 호~ 하면서 내쉴 때도 몸사용이 편해질 수 있어. 그러니까 말을 하면서도 몸을 편히 사용할 수 있게 돼. 폐가 마음대로 숨을 쉬면 가능해져. 말할 때 긴장하는 이유 알겠지? 폐가 부자연스럽게 사용되고 있기 때문에 힘들다는 거야.

여하튼 마음이든 몸이든 어느 하나라도 더 자연스럽고 싶다면 호~ 흡!을 시작해. 어색함이 관찰되는 그 순간에 멈춰서 콩알만큼이라도 호~ 하고 흡!을 해봐. 인간은 이렇듯 먼저 비우는 것을 하고 채우기를 기다리며 살아가는 존재야.

그리고 숨을 내쉬지 않으면 죽어. 내쉬는 건 수동, 들이쉬는 건 자동이잖아. 숨을 내쉰다는 건 살아가겠다는 것을 선택한다는 의미야. 호흡을 관찰하고 호~ 흡!을 하고 스스로 살아가기를 선택했다는 걸 늘 기억하도록 해. 사는 건 선택했으니 이제 어떻게 살아갈지만 고르면 된다.

폐는 대장과 친구 먹고, 사람의 피부를 관장한다고 해. 사람이 살고자 숨을 가장 먼저 먹고, 먹은 것들을 사용하고 나서 정리를 할 때 대장을 사용하지. 몸의 시작과 마무리를 폐와 대장이 해줘. 피부에 나타나는 모든 것들이 원하지 않았던 것이라면 숨 쉬기를 다시 익혀봐. 숨 쉬기가 되면 자연히 뒷걸음치며 사라질 것들이야.

2) 사물을 따라 시선 움직이기

　모빌을 바라보는 아기를 상상해봐. 모빌이 흔들리면 흔들리는 모빌을 따라서 시선이 움직이겠지. 시야에 담기는 것들을 담담히 받아들여. 그저 그렇게 있을 뿐이야.

　모든 빛을 허용하는 눈동자는 검은색이야. 모든 빛을 토해내는 것은 눈이 부셔서 볼 수 없지. 우리 몸은 빛 속에서 춤을 추는 존재야. 보려고 하면 시야가 좁아져. 보려고 하려 들면서 눈의 능력이 점점 퇴화되는 거야. 자동차 전조등처럼 눈이 뭔가를 본다고 생각하고 사용하는데 눈은 빛을 쏘는 능력이 없잖아. 사물에서 반사된 빛을 받아들이는 것이 눈이 하는 일이야. 자연의 순리대로 눈을 사용했을 때 눈은 편해진다.

　색을 부여하면 오류가 생겨. 하늘은 파란색을 함유하고 있는 것이 아니라 파란색을 밀어내고 있기에 파란색을 띠는 거야. 색이 사물에 존재한다고 "생각"하면 오류가 생기겠지. 판단이라는 오류가 시작돼. 우리는 하늘이 파랗다고 배우고, 파랗다고 생각하면서 하늘을 본다. 그렇지만 사실 하늘은 파란색이 아니고 파란색을 밀어내고 있는 거. 관찰하는 것은 너무 쉽지만 한편으로는 엄청 어려운 일이야. 상대가 그 색깔을 밀어내고 있는데, 상대가 그 색깔인 양 여겨버리잖아. 모든 일은 그 시간과 그 공간을 벗어나고 있는 과정인데 오롯이 그 자리 그 시간에 머물고 있는 양 여기는 것처럼.

    우선 그냥 눈에 충분한 공간이 있다고 생각하고, 모든 빛들의 방문을 허용한다고 생각해. 내 눈에 들어오는 빛들을 받아들여봐. "하늘이 파란색이다."라는 생각이 들면 잠시 멈춰. 눈을 감고 "하늘에서 파란색 빛을 내보내고 내 눈이 그것을 받아들인다."라고 생각한 후에 눈을 뜨고 하늘을 봐. 시야 안에 있는 물건들이 내보내는 색들이 내 눈에 닿는다 생각하면서 눈을 수동으로 맞춰. 눈을 감았다가 천천히 뜨면서 내 눈에 담기는 것들을 그냥 봐. 눈으로 받아들인다는 생각을 하면서 색을 받아들인 다음 모양을 알아가는 거야. 인간의 시야는 180도 정도로 넓어. 내 앞에 있는 모든 것들의 빛이 내 눈으로 들어온다구. 그러니 눈에 공간이 넉넉하다고 생각하면서 그 빛들을 충분히 받아들여.

    여러 빛을 허용한 후에 시선을 어디로 사용할지 선택을 해봐. 옷을 아래위로 관찰한다던가, 흘러가는 구름을 따라가봐. 사물의 움직임들을 따라서 눈동자가 움직이며 따라가고, 내 눈의 공간으로 방문하는 다채로운 빛들을 허용해봐. 눈에 충분한 공간이 있다고 생각하고 빛이 눈으로 방문한다고 여기면서 눈을 사용해봐. 눈을 수동적으로 사용하면 눈 사용이 점점 편해질 거야. 색에 대한 습관적인 반응들도 줄어들 거고, 세상을 마주하는 데 담담해져 가겠지.

3) 터미타임 - 목 가누기

지시어

: 내 목이 자유롭다고 생각합니다.

　이동하는 사물을 따라 시선을 움직이는 도중에 사물이 시야를 벗어나고, 그 사물을 더 관찰하는 것을 선택한다면, 목의 움직임이 시작돼. 시선이 사물을 따라가고 사물이 시선의 범위를 벗어나려는 순간부터 목이 따라간다. 구름이 흘러가고, 시선이 따라가고, 목이 따라간다. 시선이 가고 나서 목이 가는 것이 자연스러워. 목은 시선의 섬세한 움직임에 따라 춤을 춰.

　습관대로 먼저 움직여버린 목은 길을 잃어버린다. 다양한 사물은 상하 좌우 앞뒤 어디로든 그때마다 다른 방향, 다른 속도로 움직일 텐데, 그것을 따라가는 시선이 사물을 따라 상하 좌우 앞뒤로 범위가 순간순간 달라지는데, 과거에 사용하던 방법대로 먼저 움직여버린 목은 그 순간을 놓칠 수밖에. 시선과 엇갈린 목의 사용 때문에 목이 고장난다. 더 나아가 시선을 이동하면서 몸통이 먼저 움직인다면, 목은 아래위로 엇갈리게 되니까 목의 오류는 중첩돼.

　허용을 하고 관찰을 하고 선택을 하면 돼. 시선을 따라 목을 움직이면 언제나 건강하게 효율적으로 목을 사용할 수 있어.

목에 아픔이 있다면,
지름 2m 정도 구의 공간을 몸에게 허용하고
눈에 충분한 공간이 있다고 생각하고, 빛을 받아들인다.
이동하는 빛이 있다면 시선을 따라 고개를 움직이고
머리를 지지하는 목의 움직임들을 관찰해본다.
습관처럼 목이 먼저 움직였다면, 멈추고 공간부터 다시 시작해.
목을 이렇게 사용하면 경추는 서서히, 그러나 순식간에 자기 자리를 찾아 원래 하던 일을 스스로 할 거야.

머리를 목이 따라간다고 해서, 머리와 목이 대각선 모양으로 사용된다고 오해할 수 있는데, 몸사용은 순서에 기인하는 거야. 모양은 공간 내에서 모두 허용된다. 내 목은 자유로우니까.

4) 뒤집기

지시어

: 내 목이 자유롭다고 생각합니다.
: 내 머리가 앞과 위로 향한다고 생각합니다.

시선을 따라 목이 움직이고 목이 따를 수 있는 범위를 넘어서면 흉추가 움직인다. 척추뼈들 중에서 가슴 부위를 흉추라고 하고 허리를 요추라고 해. 호흡에 관여하는 횡격막을 기준 삼아서 가슴과 배로 나눠. 가슴을 좌우로 들썩이면서 뒤집기를 준비하는 거야. 빛을 허용한 시선이 빛들이 관찰하고 선택을 하고 그 선택을 따라갈 때. 목이 따르고 흉추가 따르는 거. "시선 - 목 - 흉추" 이 순서대로 움직임들이 이어졌을 때 순조롭게 몸을 사용할 수 있어. 목은 자유롭게 움직이고 흉추는 좌우로 움직이면서 뒤집기를 시도해. 몸이 방향을 잡는 순서는 시선 - 목 - 흉추 순이야.

눈을 감고 뜨는 모든 순간에 눈앞에 있는 모든 것들이 보내는 빛들을 허용한다.
빛들을 관찰한다.
내가 원하는 것을 선택한다.
그것의 움직임을 시선이 따라간다.
그것이 시선의 범위를 넘어가고. 마음이 더 관찰하기를 선택한다면 목이 지지한다.

  목의 범위도 벗어나고, 더 관찰하기를 선택한다면 흉추를 사용해서 방향을 잡는다.

몸통 중에서 윗부분에 아픔이 있다면,
지름 2m 정도 구의 공간을 몸에게 허용하고
눈에 충분한 공간이 있다고 생각하고, 빛을 받아들여.
이동하는 빛이 있다면 시선을 따라 고개를 움직이고
머리를 지지하는 목의 움직임들을 관찰해봐.
  그리고 목의 움직임을 따라서 몸통을 사용해봐. 흉추가 자기 자리를 찾아서 원래 하던 일을 스스로 할 거야.

  앞서 배운 호흡만 잘해줘도 흉추는 금방 제자리를 찾아가. 적당한 방향 잡기가 가능한 폭은 제대로 된 호흡을 보장하는 범위 내에서야. 호흡이 멈춰지거나 가빠진다면 과하게 방향을 돌린 거야. 모든 사람들이 다리를 180도로 찢을 수 있어? 일부만 가능하지? 사람들마다 유연함이 다르듯, 사람들마다 호흡이 다르고, 사람들마다 허용되는 각도가 달라. 상황마다 호흡을 관찰하면서 방향을 잡도록 해. 날으는 새에 정신을 놓치고 급격하게 방향을 잡는다면, 흉추와 호흡 모두 틀어지고 몸사용은 힘들어져서 금방 지쳐버려. 너무 급했다면 아플 수도 있다. 조심하자.

5) 배밀기

지시어
: 내 목이 자유롭다고 생각합니다.
: 내 머리가 앞과 위로 향한다고 생각합니다.
: 내 척추가 길어지고 넓어진다고 생각합니다.

아기가 뒤집기를 성공하고 나면 머리가 향하는 방향으로 배밀기를 하면서 이동을 해. 요추는 아래위로 길어지면 몸통 전체가 좌우로 넓어지면서 공간을 의식하면서 움직여.

눈을 감고 뜨는 모든 순간에 눈앞에 있는 모든 것들이 보내는 빛들을 허용한다.
빛들을 관찰한다.
내가 원하는 것을 선택한다.
그것의 움직임을 시선이 따라간다.
그것이 시선의 범위를 넘어가고, 마음이 더 관찰하기를 선택한다면 목이 지지한다.
목의 범위도 벗어나고, 더 관찰하기를 선택한다면 흉추까지 방향을 잡는다.
몸이 방향을 선택하고 나면 배밀이를 하면서 이동을 한다.

몸통은 하나지만 흉추가 있는 윗부분은 방향을 담당하고, 요추가 있는 아랫부분은 움직임을 담당해. 이후에 다리가 움직임을 담당하게 되면 실질적으로 요추는 방향과 움직임을 연결하며 지지하는 역할만 하는 거야. 그러니까 허리를 좌우로 움직이면서 사용하면 허리에 이상이 생겨. 좌우로 움직이면서 방향을 잡는 건 흉추다! 흉추!! 보통 흉추에는 별 이상이 없는데 허리가 많이들 아프지? 엉뚱하게 사용해서 그래.

시선 - 목 - 흉추 - 요추 순서대로 몸을 관찰하면서 몸을 사용해봐. 점점 편해지면서 본연의 자리들로 빨리 돌아갈 거야.

몸통 중에서 아랫부분, 특히 허리에 아픔이 있다면,
지름 2m 정도 구의 공간을 몸에게 허용하고
눈에 충분한 공간이 있다고 생각하고, 빛을 받아들여.
이동하는 빛이 있다면 시선을 따라 고개를 움직이고
머리를 지지하는 목의 움직임들을 관찰해봐.
목의 움직임을 따라서 흉추까지는 방향을 잡는 데 사용하고, 요추는 흉추를 지지하고 따르는 역할로만 사용해봐. 요추는 아래위 방향으로만 사용한다. 요추가 있는 허리는 좌우로 돌아가게 안 생겨 먹었어. 방향 잡는 건 시선 - 목 - 흉추까지의 역할이다.

6) 기어다니기

지시어

: 내 목이 자유롭다고 생각합니다.
: 내 머리가 앞과 위로 향한다고 생각합니다.
: 내 척추가 길어지고 넓어진다고 생각합니다.

사물을 따라 시선을 움직이고
시선을 따라 목을 가누고
목을 따라 몸통을 움직이고
몸통이 공간을 향유하면서 배밀이보다 빠른 이동을 위해 드디어 팔다리를 사용하게 돼.
기어다니기는 한편으로는 다리와 팔의 사용을 준비하는 과정이야.

유아가 기는 것은 스스로 익히는 거래. 보통의 아기들은 기는 것을 보거나 배운 적이 아예 없어도, 전혀 보고 배울 환경이 아닌데도 기기를 한다고 해. 서는 건 보고 배우는 거. 가끔 발견되는 야생동물들이 키운 아이들은 기어서 뛰어다니잖아. 일반적인 사람들처럼 두 다리로만 뛰어다니는 걸 어색해하지. 그러니까 기는 것은 누구에게도 배우지는 않았지만 움직이려는 욕구의 발현이라고 볼 수 있을 것 같아. 기어다니는 유아는 높이에 대한 인식과 기준 없이 공간 그 자체를 의식하고, 눈이 앞면에 있기 때문에 중간중간 멈춰서 고개를 들어서 공간을 관찰해. 고개를 드는 그 과정에서 머리가 중력의 반대 방향인 앞과 위로 향해지는 것이 확연해져.

네발 동물들의 움직임과 흡사하지? 무협지에 보면 당랑권이니 호권이니 동물들의 이름을 따서 많이들 만드는데 그럴 수밖에 없는 거야. 사회 속에서 인간으로 자라면서 자연스러운 몸의 움직임을 습관에 맡겨버렸기 때문에 몸사용법을 잊어버렸거든. 여러 두려움에 시선을 내리깔고, 권력을 쥐면 사람들을 내려보지. 어색하게 반복되는 몸사용으로 몸은 습관대로 무심코 움직이지. 부자연스럽고 비효율적으로 몸을 사용하니 계속 벽에 부딪쳐. 그러다가 그나마 똑똑한 사람들은 동물들의 움직임을 보고 자연스럽고 효율적인 몸사용을 깨닫는 거야. 사마귀도 호랑이도 시선 - 목 - 몸통 - 팔다리 순서로 몸을 사용하거든. 동물들은 공격과 방어와 일상이 신비롭게 이뤄지지. 사실 당랑권의 고수나 호권의 고수나 잘 싸우는 사람들은 비등비등해. 정말 잘 싸우다가도 사회적 동물로 살았던 동안 몸에 누적된 인간의 습관이 발현되는 순간 두들겨 맞고 진다. 원래 그렇게 살았다는 것을 기억해낸다면 훨씬 쉬울 텐데. 예전에 태극권을 잠시 배웠던 적이 있어서 기억에 남는 아주 기본 동작들을 몸사용 순서대로 해봤는데 확연히 다르더라. 물론 지금의 내가 무술인들과 다툰다면 훨씬 두들겨 맞겠지만. 그만큼의 실력은 부족하지만, 말은 해드리고 싶어. 뭔가의 벽에 부딪혀서 성장을 멈춘 것 같다면, 본인들이 하고 있는 것들을 할 때, 몸 사용 순서대로 다시 정리해서 해보면 분명히 깨닫는 바가 있으실 거라고 말이야. 핏줄에게만 전승되는 것들이나, 스승이 혼자만 알고 있는 것들은 모두 이 순서에 관한 것들이라고 보면 돼. 기본기만 배웠더라도 이 순서대로 몸을 사용한다면 주먹 내지르기 하나만으로도 스승과 비등한 고수가 될 수 있을 거다. 습관에서 벗어나 잘 기어다닐 수 있는 몸이 되면 배운 것들을 처음부터 다시 익혀보길 바라.

팔다리의 사용이 부자연스럽다면,
지름 2m 정도 구의 공간을 몸에게 허용하고
눈에 충분한 공간이 있다고 생각하고, 빛을 받아들인다.
이동하는 빛이 있다면 시선을 따라 고개를 움직이고
머리를 지지하는 목의 움직임들을 관찰해본다.
목의 움직임을 따라서 흉추를 사용하면서 흉추를 지지하고 따르는 역할로만 요추를 사용하면서 기어다니기를 해봐. 그리고 팔다리를 관찰해가면서 몸을 사용해봐. 힘들 수도 있으니 쉬엄쉬엄. 하도 옛날 옛적에 하던 것들이라 힘들 테니, 시선 - 목 - 몸통 - 팔다리 순서대로 관찰해가면서 정말 쉬엄쉬엄 해봐.

7) 잡고 일어서기

지시어

: 내 목이 자유롭다고 생각합니다.
: 내 머리가 앞과 위로 향한다고 생각합니다.
: 내 척추가 길어지고 넓어진다고 생각합니다.

인간의 눈은 머리 앞쪽에 있잖아. 땅을 보면서 이동을 하기에는 위험하고 불편한 모양새야. 기는 자세에서 고개를 들어 공간을 관찰하다 보면 눈의 높이가 높을수록 더 많은 공간을 관찰할 수 있다는 것을 깨닫게 되겠지. 상체를 세워 앉다가 다리를 사용해서 서게 된다. 넓은 공간을 관찰하기 위해서 일어서는 거지. 처음에는 다리의 힘이 부족하니까 손의 도움을 받아. 그렇게 몸통이 손의 도움과 다리의 지지를 받으면서 일어서게 된다.

손과 팔은 다리가 설 수 있도록만 도와주는 거다! 팔힘으로 뭘 어떻게 하려고 하지 마. 몸은 부분부분 각자가 해내야 하는 일이 있어. 다리가 준비될 때까지 살짝만 도와주고 마는 거야. 다리가 서게 되면 손은 자기 할 일 해야지, 다리 걱정하면서 잡아주고 도와주면 소는 누가 키우냐?

일어서는 순서 또한 시선부터 시작돼. 시선이 가고 목이 따르고 몸통이 따르고 다리가 지지하는 거야. 우선은 다리의 사용이 불안정하기 때문에 손으로 뭔가를 잡는 방법으로 보완을 해줘. 공간을 관찰하고 이동을 위해, 다시 기기 위해 몸을 사용하는 순서 또한 시선이 가고 목이 따르고 몸통이 따르고 다리가 따른다. 순서는 이렇지만 눈으로 구분하기 어려울 만큼 같이 움직이는 것처럼 보여. 특히 몸통이 내려가면서 엉덩이가 충분한 공간을 의식하고 움직이면 요추가 길어지거든. 그리고 높이를 조절할 때 고관절과 무릎이 함께 움직이는 것처럼 보여. 아주 찰나의 차이지만 순서는 지켜지고 있어. 앞선 움직임에 조화롭도록 뒤따르면서 다음 움직임이 선택되기 때문이야. 몸은 다시 기기 위해 낮아지지만 몸 각각의 방향성은 지시어대로 살아있어. 높이를 조절하는 건 무릎과 고관절이야. 몸은 구 안에서 춤추듯이 유영하면서 움직인다. 낮은 바닥에 있는 물건들 집을 때 허리만 쓰지? 그래서 허리가 아픈 거야.

한 번 더 설명해줄게. 일어섰다가 다시 기려고 하는 아이들의 몸 사용을 관찰해보면 어른들과 많이 달라. 지금 일어서서 있다가 기어다니기를 해봐. 고개를 떨어뜨리고 허리를 숙이고 손을 땅으로 향하면서 무릎을 굽히고 손을 짚어서 무릎이 닿으면 기기를 하기 시작하지? 다시 강조하자면, 유아들은 가장 효율적인 동선을 사용해. 엉덩이 공간을 의식한다. 고관절과 무릎을 굽혀서 높이를 낮추고 손을 내밀어 바닥을 짚는다. 어른들처럼 고개를 바로 숙여버리면 관찰할 수 있는 공간의 크기가 한 번에 확 줄어버려. 높이 조절은 무릎과 고관절이 해. 그러면 높이를 조절하는 동안 관찰할 수 있는 공간이 훨씬 넓게 되지. 그리고 이어서 몸통을 모양 그대로 유지하면서 기기를 해. 건강한 척추 사용이 "일자로 유지하는 것"이라는 오해를 하기 쉬운데 흉추와 요추가 각자 할 일을 하는 것이지 고정하고 있는 것은 아니야.

머리를 목이 지지해주고, 목을 몸통이 지지해주고, 몸통을 다리가 지지해주는 연습을 해봐. 왜 지표면에 닿아있는 순서대로 발 - 다리 - 몸통 - 목 - 머리 순으로 성장하지 않고 반대로 발달하는 것일까? 식물들이 성장하듯이 머리를 싹으로 생각하면 된다. 싹이 위로 뿌리가 땅으로 나고 그 방향성을 그대로 유지하면서 자라나. 그 사이를 가지가 받쳐주는 것과 모양새가 같잖아.

인간은 구형의 공간을 향유하고 있다는 것을 늘 기억하도록 하자. 공간을 유영하는 인간이 중력을 사용하겠다는 선택을 하면서 발이 땅을 딛어. 유아들이 공간 내에서의 자유로움을 얼마나 향유하고 있는지 잘 관찰해보면 정말 쉬워. 어처구니없는 자세로 잠들기도 하는데, 그럼에도 벌떡 일어나서 몸을 사용하잖아. 우리는 잠만 좀 불편하게 자도 담이 걸렸네, 어쩌네 난린데 말이야.

지게를 질 때처럼, 무엇을 잡고 일어서야 하는 상황에서 순서를 의식하면서 몸을 사용해보면 그 차이를 한 번에 알 수 있을 거야.

8) 혼자 서기

지시어

: 내 목이 자유롭다고 생각합니다.
: 내 머리가 앞과 위로 향한다고 생각합니다.
: 내 척추가 길어지고 넓어진다고 생각합니다.
: 내 다리와 척추가 서로 분리된다고 생각합니다.

잡고 일어서기를 하면서 발이 땅을 딛게 되면, 발바닥이 의식이 되고 다리의 공간이 관찰되기 시작해. 발바닥이 의식되면서 다리가 발달해. 중력과 조화를 이루는 방법을 자연스럽게 습득해가지.

머리를 목이 지지해주고, 목을 몸통이 지지해주고 몸통을 다리가 지지해주지. 공간을 유영하는 몸이 되어왔기 때문에 다리는 몸통에 매달려 있는 것처럼 공간을 유영할 준비를 해. 여러 가능성들 중에서 서기 위해 중력 방향을 선택한 것일 뿐 늘 자유로운 다리야. 무게 중심을 자유롭게 옮기면서 몸의 자유를 누린다. 서 있는 몸이 공간을 누리기 시작해. 그리고 드디어 손의 자유를 누릴 준비를 하지. 흔들리는 다리를 보좌하던 손은 드디어 자유를 얻어. 잘 서 있으면 손을 사용할 수 있어. 잘 서 있을 때만 손을 사용하는 거고.

손을 사방으로 움직여봐. 머리 위로 머리만큼의 공간이 더 사용할 수 있다는 걸 발견할 수 있을 거야. 머리는 그 공간이 있기 때문에 앞뒤 좌우는 물론이거니와 아래나 위로도 더 움직일 수 있어. 특히 위로! 어쩌면 머리는 공간을 유영하고 있는 거야. 자연스럽게 서 있다면 몸이 지지해야 할 머리의 무게는 딱 실제 머리의 무게만큼이면 돼.

몸의 앞과 뒤, 아래와 위, 오른쪽과 왼쪽의 충분한 공간을 의식해본다.
내 눈의 공간을 충분히 의식하고 빛을 받아들인다.
머리가 머리 위의 공간을 유영한다고 생각한다.
유영하는 머리를 목이 자유롭게 지지하고 몸통이 목을 지지한다.
유영하는 몸통 아래 다리가 있다.

발가락부터 고관절까지 다리의 어딘가에 아픔이 있다면.
지름 2m 정도 구의 공간을 몸에게 허용하고
눈에 충분한 공간이 있다고 생각하고, 빛을 받아들여.
이동하는 빛이 있다면 시선을 따라 고개를 움직이고
머리를 지지하는 목의 움직임들을 관찰해봐.
목의 움직임을 따라서 흉추를 사용하면서 요추는 흉추 지지용으로만 사용해.
순서대로 하나하나 관찰하고 사용해가면서 다리의 사용을 추가

해봐. 그리고 나서 다리의 독자적인 사용을 시작하는 거야. 골반까지 제대로 움직이고 있어야 다리가 맘대로 움직일 수 있는 거야. 몸이 준비도 되기 전에 다리가 사용되면 몸 신경 쓰느라 다리 사용이 혼란스러워져. 순서대로 사용하면 다리는 제자리 찾아간다.

9) 컵 사용 - 손의 사용

지시어

: 내 목이 자유롭다고 생각합니다.
: 내 머리가 앞과 위로 향한다고 생각합니다.
: 내 척추가 길어지고 넓어진다고 생각합니다.
: 내 다리와 척추가 서로 분리된다고 생각합니다.
: 내 어깨가 중심으로부터 넓어진다고 생각합니다.

서기가 되면 손을 사용할 수 있게 되는 거야. 손은 우리 몸의 공간을 아주 춤을 추듯이 유영할 수 있지. 팔이 사용하는 공간들과 다리가 사용하는 공간들을 비교해보면 쉬워. 아무리 발재간을 한다 해도, 팔은 가장 넓고 다양하게 공간을 사용해.

컵을 잡는 손에 공간을 넉넉히 부여해주면 아주 독립적으로 움직여. 뭔가를 잡을 때 호흡이 달라지거나, 다리나 몸통에 힘이 들어간다면 그 순간에 어울리지 않는 습관들이 발현된 것이라 보면 돼. 다리와 몸통은 자기 할 일을 하고 있어야 되는데. 몸이나 다리에 힘이 들어가서 손의 사용에 참견하고 있다면 몸사용 순서를 놓쳤다는 의미라고.

시선을 따라서 목이 춤추고, 목의 장단에 맞춰서 몸통이 춤을 추고, 몸통과 중력 사이에서 유영하는 다리를 내버려두고, 팔은 독자적인 춤을 춰야지. 우유를 먹는 한참 동안 팔과 손을 사용하는 유아들을 보면 신기해. 어른이 같은 자세로 같은 시간 버틴다면 온몸에 담이 걸릴 거다. 어른들의 손사용은 부자연스럽잖아. 연필을 잡을 때도 그릇을 잡을 때도 같은 모양이나 같은 힘으로 손을 사용하곤 하지. 몸이 준비가 덜 된 상태에서 손을 사용하고 있기 때문이야.

　내 목이 자유롭다고 생각하면서 목을 관찰하고
　내 머리가 앞과 위로 향한다고 생각하면서 머리를 관찰하고
　내 척추가 길어지고 넓어진다고 생각하면서 몸통을 관찰하고
　내 다리와 척추가 서로 분리된다고 생각하면서 다리를 관찰하고
　목과 머리, 몸통, 다리가 충분히 공간을 유영하고 있다고 생각되었을 때
　내 어깨가 중심으로부터 넓어진다고 생각하면서 손가락 끝부터 공간을 충분히 주면서 손을 사용해보자. 몸에 힘이 들어가는 것 같다면 손의 사용 범위를 넘어섰다는 뜻이니 다시 처음으로 돌아가서 시선부터 시작을 해.
　손은 시선, 목, 머리, 몸통, 다리를 순서대로 사용한 연후에야 사용할 수 있는 거다.

　손가락부터 어깨까지 어디든 아픔이 있다면,

지름 2m 정도 구의 공간을 몸에게 허용하고

눈에 충분한 공간이 있다고 생각하고, 빛을 받아들인다.

목의 움직임을 따라서 흉추를 사용하면서 요추는 흉추 지지용으로만 사용해.

잘 서 있게 되거든 천천히 팔을 사용해봐.

10) 걷기

지시어

: 내 목이 자유롭다고 생각합니다.

: 내 머리가 앞과 위로 향한다고 생각합니다.

: 내 척추가 길어지고 넓어진다고 생각합니다.

: 내 다리와 척추가 서로 분리된다고 생각합니다.

: 내 어깨가 중심으로부터 넓어진다고 생각합니다.

: 내 무릎이 앞을 향한다고 생각합니다. 무릎의 공간을 충분히 누린다고 생각합니다.

발은 어떻게 이뤄져 있을까? 뼈 26개, 관절 33개, 인대 107개, 근육 19개, 힘줄 38개 이렇게 한 발에 있단다. 우리 몸에 206개 뼈 중에서 발에만 26개씩 52개가 있다는 거야. 손뼈는 발뼈보다 딱 하나 많은 27개씩 총 54개야. 상식적으로 손을 다양하게 사용하고 이런 모양 저런 모양으로 유용하게 쓰는데 발에도 그만큼의 뼈가 있을 거라고 생각해본 적 있어? 손만큼 발도 다양한 뼈와 관절이 있다는 건, 발도 손만큼 다양하게 사용할 수 있다는 거고 그렇게 사용해야 한다는 거야. 한 걸음마다 발은 새로운 선택을 해. 발이 공중으로 날았잖아. 어디에, 얼마만큼의 힘으로, 무게로, 어떤 모양으로 착지하느냐에 따라서 다르게 사용해야지. 이렇게도 저렇게도 사용하는 손처럼 말이야. 산길 걸을 때 인도를 걸을 때 슬

리퍼를 신었을 때 운동화를 신었을 때 다 다르게 발 모양을 선택하고 다르게 걸어. 더 편한 신발을 요구할 수도 있겠네. 핸드폰을 잡을 때 자판을 칠 때 손이 다른 모양과 힘으로 몸을 효율적으로 사용해. 그러다 보면 우리가 만나는 상황들마다 그것을 받아들이고 해석하고 표현하는 마음도 효율적인 사용을 하게 되겠지.

언제나 한결같은 모양을 고집한다면 환경의 변화를 발목이나 무릎, 고관절이 감당해야 해. 왜 발목을 접지르고, 무릎이 상하고, 고관절이 비틀어지는지 알겠지? 발을 다양한 상황에서도 한결같은 모양을 유지하려는 습관적인 사용 때문이야.

내가 가고자 하는 방향으로 시선을 주고 빛을 충분히 받아들이고 공간을 선택한다.
시선이 가고 시선을 따라 머리가 움직이고
머리의 움직임에 따라 목이 따라간다.
목이 충분히 움직였다면 몸통 위부터 좌우 방향을 잡고 몸통이 따라가면서 무게 중심이 앞으로 간다.
자연스럽게 다리가 움직이고 한 발씩 무게 중심을 옮겨가면서 걷는다.

다리가 걷는 것 같지만 시선부터 걷는 거야.
팔자나 안짱다리로 걷는 것보다 11자로 걷는 것이 동선이 짧지?

가장 효율적인 몸사용은 필요한 만큼만의 동선을 사용해. 다리가 휘젓는 공간의 크기를 관찰해보면 무릎이 앞을 향해 11자로 걸을 때 가장 적은 공간을 사용한다는 것을 알 수 있을 거야. 11자 외의 걸음들은 비효율적으로 몸을 사용하고 있다는 거고. 그 비효율에 소비되는 힘만큼 몸에는 부족해지는 거야. 당장에 11자로 걸으려는 마음을 접어둬. 지금 내 발걸음은 내 몸의 최선이야. 시선부터 걷기까지 하나씩 다시 익혀가면서 자연스러운 걸음을 만들어가도록 해.

모든 공간을 허용하고 관찰하고 선택을 하고 그에 따라 몸을 사용해. 이동이라는 것을 하는 인간은 지름 2미터의 3차원 공간 내에서 유영하면서, 그 공간을 통째로 이동해가면서 새로운 공간들을 선택하고 경험해가며 몸을 사용하는 거야.

어른들의 걷기는 앞 공간만 있지. 앞 공간만 있는 어른들은 뒤쪽에 절벽을 두고 걷는 사람처럼 저절로 앞으로 몸을 숙인다. 중력 방향을 벗어난 머리는 무게 중심에서도 멀어지니까 무거워져서 목과 몸통을 힘들게 해. 그 무게를 나눠 받으니까 다리의 자유 또한 제한돼. 발은 불필요한 무게를 더 견뎌야 하고. 그에 따른 반동으로 무게를 분산하기 위해서 뒷짐을 쥐고 다리는 앞으로 몸통은 뒤로 한 채 걷기도 한다. 사람들 걷는 거 관찰해봐. 오래 사용한 몸일수록 옆에서 봤을 때 S자야. 공간을 유영하는 유아들의 걷기는 한 걸음마다 좌우 앞뒤 위아래의 공간을 충분히 유영한다. 그래서 딱 필요한 만큼 효율적으로 몸을 사용해. 그래서 전체적으로 무게 중심이 중력에 효율적인 방향으로 유지되면서 움직이지. 어느 한 방향으로 몸을 기울이는 모습은 어른들에게만 볼 수 있어.

시선 - 목 - 머리 - 몸통 - 다리

한 발씩 걷다가 뛰어도 보다가 남의 다리 쓰고 있는 것처럼 어색해지는 상황을 관찰하게 되면 잠시 멈춰. 호~ 흡! 하면서 차례대로 다시 움직이면 돼.

❺ 응용

●●●●●

1) 눕기

아침.

잠이 깨면 그 모습 그대로 시작한다.

지름 2m 가량의 구형 공간을 의식해본다.

내 몸을 허용한다고 생각한다.

호~ 홉!을 관찰한다.

왼쪽으로 누워있는 내 몸을 관찰한다. 그리고 그 모습 그대로 허용한다.

지시어를 생각하면서 그 지시어가 가리키는 몸을 관찰한다.

내 목이 자유롭다.

내 머리가 앞과 위로 향한다.

내 척추가… 깜빡 다시 잠든다.

잠이 깬다.

지름 2m 가량의 구형 공간을 의식해본다.

허용한다. 오른쪽으로 돌아누워 있다.

내 몸을 관찰한다. 허용한다.

호~ 흡!을 관찰한다.

내 목이 자유롭다고 생각하면서 목을 관찰한다.

내 머리가 앞과 위로 향한다고 생각하면서 머리를 관찰한다.

내 척추가 길어지고 넓어진다고 생각하면서 몸통을 관찰한다.

내 다리와 척추가 서로 분리된다고 생각하면서 다리를 관찰한다.

내 어깨가 중심으로부터 넓어진다고 생각하면서 팔을 관찰한다.

습관처럼 어떤 형태를 잡으려고 몸을 움직이려는 마음이 관찰되면 자제시킨다.

좀 더 편할 수 있는 가능성이 관찰된다면 움직임을 허용한다.

오른쪽, 왼쪽을 오락가락하다가

등이 바닥에 닿는 것을 선택한다. 바로 눕는 게 편하다.

밤새워 놀던 몸이 이렇게 정리된다.

지시어를 차례대로 주면서 지시어가 가리키는 몸을 관찰한다.

호흡을 관찰하면서 베개 높이를 조절해보고 호흡이 가장 잘 되는 높이를 찾는다.

내 몸을 허용한다.

호~ 홉!을 관찰한다.

내 목이 자유롭다고 생각하면서 목을 관찰한다.

내 머리가 앞과 위로 향한다고 생각하면서 머리를 관찰한다.

내 척추가 길어지고 넓어진다고 생각하면서 몸통을 관찰한다.

내 다리와 척추가 서로 분리된다고 생각하면서 다리를 관찰한다.

내 어깨가 중심으로부터 넓어진다고 생각하면서 팔을 관찰한다.

지금, 여기에서 있는 그대로 시작하는 거다. 어떤 모습으로 잠이 깨든

① 내 몸을 있는 그대로 허용을 하고

② 관찰을 하고

③ 지시어를 주고 허용을 하고 관찰을 하고 선택을 한다.

④ 선택한 것을 허용하고 지시어를 주고 관찰을 하고 허용한다.

자연스럽게, 자잘하게 일어나는 모든 움직임들을 허용하고 관찰하면서 즐겁게 생각한다.

습관적으로 상식처럼 생각하고 있던 바른 자세로 몸을 누이려고 할 거야. 참아. 현재의 내 모습은 나의 최선이고 그 순간 내 기준에서는 바른 자세라는 걸 알아주길 바라.

2) 세미수파인

　세미수파인 자세는 몸을 제대로 쉬게 하는 방법의 하나야. 허용과 관찰, 선택의 과정을 거쳐서 등이 드디어 바닥에 닿았다면 호흡과 함께 목, 머리, 몸통, 다리, 팔을 관찰해. 눕기 과정을 생략하고 그냥 바로 누워서 시작해도 된다. 바닥이든 매트든 누워. 그리고 지름 2m 남짓 되는 공간 안에서 내 온몸을 허용한다고 생각해.

① 내 목이 자유롭다고 생각하면서 호흡과 목을 관찰한다. 베개 높이를 조절하고 싶다면 조절한다.
② 내 머리가 앞과 위로 향한다고 생각하면서 호흡과 머리를 관찰한다. 베개 높이를 조절하고 싶다면 조절한다.
③ 내 척추가 길어지고 넓어진다고 생각하면서 호흡과 몸통을 관찰한다. 베개 높이를 조절하고 싶다면 조절한다.
④ 내 다리와 척추가 서로 분리된다고 생각하면서 호흡과 다리를 관찰한다.
⑤ 내 오른쪽 무릎이 천정을 향한다고 생각하면서 호흡과 오른다리와 오른쪽 무릎을 관찰한다. 목, 머리, 몸통, 왼다리를 관찰하고 오른쪽 무릎에 공간을 충분히 허용하고 오른다리를 세운다.
⑥ 내 왼쪽 무릎이 천정을 향한다고 생각하면서 호흡과 왼다리와 왼쪽 무릎을 관찰한다. 목, 머리, 몸통, 오른다리를 관찰

하고 왼쪽 무릎에 공간을 충분히 허용하고 왼다리를 세운다.

⑦ 두 다리의 위치는 다를 수도 있다.

⑧ 엉덩이나 등을 살짝 들었다가 내려놓으면서 몸통의 위치를 조율한다.

⑨ 내 어깨가 중심으로부터 넓어진다고 생각하면서 호흡과 팔을 관찰한다.

⑩ 오른손에 공간을 충분히 허용을 하고 손가락 끝이 길어진다 생각하면서 움직인다. 손가락 끝이 이끌어서 오른손을 골반이나 배나 횡격막 근처에 둔다.

⑪ 왼손에 공간을 충분히 허용을 하고 손가락 끝이 길어진다 생각하면서 움직인다. 손가락 끝이 이끌어서 왼손을 골반이나 배나 횡격막 근처에 둔다.

⑫ 두 손의 위치는 다를 수도 있다.

⑬ 호흡을 관찰한다.

⑭ 내 목이 자유롭다고 생각하면서 호흡과 목을 관찰한다.

⑮ 내 머리가 앞과 위로 향한다고 생각하면서 호흡과 머리를 관찰한다.

⑯ 내 척추가 길어지고 넓어진다고 생각하면서 호흡과 몸통을 관찰한다.

⑰ 내 다리와 척추가 서로 분리된다고 생각하면서 호흡과 다리를 관찰한다.

⑱ 내 어깨가 중심으로부터 넓어진다고 생각하면서 호흡과 팔을

관찰한다.
⑲ 13~17번을 반복하면서 그렇게 몸을 허용하고 관찰하면서 쉰다.
⑳ 공간 안에서 유영하는 내 몸 전체를 의식해본다. 공간을 충분히 향유한다.

몸의 상태에 따라서 경추의 기분이 달라지고, 따라서 기도가 누리는 공간이 달라져. 그에 따라 베개 높이도 달라져. 베개 높이는 가급적이면 매일 새롭게 선택하도록 해. 또 골반의 기분에 따라 다리 위치도 달라져. 양쪽을 똑같이 하려는 마음을 자제하고, 나름대로 바르게 세운 무릎을 허용하고 관찰을 해. 지금 몸은 그날의 최선이니까 틀에 넣으려는 마음이 관찰되면 잠시 멈추고 콩알만큼이라도 숨을 내쉬면서 호흡을 시작해. 그리고 몸의 춤들을 관찰해봐.

3) 일어나기

세미수파인 자세에서 시작하면 돼. 그 자세를 그냥 바로 만들어서 해도 되니까 편하게 연습해봐.

① 눈에 충분한 공간이 있다고 생각하면서 공간에서 보내오는 빛을 받아들인다.
② 오른쪽으로 일어날지 왼쪽으로 일어날지 선택을 한다.
③ 오른쪽으로 일어나고 싶다면 시선을 오른쪽으로 주면서 공간을 관찰한다.
④ 오른쪽 공간에서 흘려보내는 빛을 충분히 받아들인다.
⑤ 오른쪽 공간을 인지하고 오른쪽으로 일어날 것을 선택했다면 시선을 따라 오른쪽으로 눈동자가 움직인다.
⑥ 시선이 충분히 가고 나면 목도 오른쪽으로 충분히 따라간다.
⑦ 시선을 따라 고개가 충분히 눕는다.
⑧ 오른쪽 무릎이 천정을 향한다고 생각하면서 오른쪽 다리에 충분한 공간을 허용한다.
⑨ 오른쪽 다리를 들어서 왼쪽 다리에 붙인다.
⑩ 두 다리에 충분한 공간을 허용하고 무릎이 앞을 향한다고 생각하면서 두 무릎을 오른쪽으로 누인다.
⑪ 왼손에 충분한 공간을 허용하고 왼손 손가락 끝이 길어진다고 생각하면서 손끝이 팔과 몸통을 이끈다. 손끝을 따라 팔과

어깨가 따라가고 흉추가 방향을 잡고 요추는 흉추가 향하는 방향을 지지하듯 따라간다.

⑫ 왼손바닥을 머리 옆에 내려놓는다. 왼손바닥을 충분히 관찰을 하고 손바닥을 밀면서 상체를 일으킨다. 상체의 움직임은 머리가 이끌고 몸통이 따르도록 한다. 머리, 목, 척추 순서대로 관찰하면서 공간을 허용해준다.

⑬ 오른손바닥 또한 기회를 봐서 왼손과 함께 상체를 지지할 수 있도록 한다.

⑭ 상체가 돌면서 하체가 따라 방향을 잡으면 무릎이 하체를 지지하며 네발 동물들처럼 기기 자세를 한다.

⑮ 엉덩이 공간을 충분히 허용해주면서 머리는 앞과 위로 향하는 방향성을 유지하고 엉덩이가 이끌어서 앉는다. 무릎을 꿇고 앉는 자세가 된다.

⑯ 머리가 앞과 위로 향한다고 생각하면서 머리, 목, 상체 순서로 몸을 일으킨다.

⑰ 두 무릎과 정강이를 충분히 관찰하고 한쪽 무릎을 세운다.

⑱ 바닥에 닿은 발바닥을 충분히 관찰하고 지지하면서 머리, 목, 상체, 하체 순서로 일어선다.

⑲ 선 자세에서 발바닥을 의식한다.

⑳ 지시어를 주면서 전체적으로 몸을 관찰한다.

㉑ 호흡을 관찰한다.

㉒ 내 목이 자유롭다고 생각하면서 호흡과 목을 관찰한다.

㉓ 내 머리가 앞과 위로 향한다고 생각하면서 호흡과 머리를 관찰한다.
㉔ 내 척추가 길어지고 넓어진다고 생각하면서 호흡과 몸통을 관찰한다.
㉕ 내 다리와 척추가 서로 분리된다고 생각하면서 호흡과 다리를 관찰한다.
㉖ 내 어깨가 중심으로부터 넓어진다고 생각하면서 호흡과 팔을 관찰한다.
㉗ 13~17번을 반복하며 그렇게 몸을 허용하고 관찰하면서 쉰다.
㉘ 공간 안에서 유영하는 내 몸 전체를 의식해본다. 공간을 충분히 향유한다.

1~20을 하면서 호흡이 자연스럽게 이어질 때와 멈출 때를 관찰하고, 호흡이 어색한 순간을 만나면 잠시 멈췄다가 콩알만큼이라도 내쉬고 기다렸다가 숨이 들어올 때 이어서 움직여봐.

4) 앉기

　서거나 걸을 때 사용하는 발의 뼈는 52개나 되지만 앉을 때 사용하는 뼈는 좌우 하나씩 두 개뿐이야. 좌골이라고 부르는데 앉았을 때 엉덩이 밑으로 손을 넣어봐. 뾰족한 듯 단단하게 만져지는 그 뼈 하나씩이 다야. 간단하게 인간은 앉아서 행동하는 동물이 아니라는 거지. 점찍는 듯 좌골 두 개로 얼마나 다양하게 앉을 수 있을까? 서 있거나 걸을 때는 다양한 바닥의 모양에 따라서 발바닥 모양을 다르게 잡고, 무릎과 골반으로 높이도 다르게 조절해가면서 발과 다리를 사용할 수 있지만, 앉을 때는 고정된 모양의 뼈 두 개가 다야.

　발바닥부터 허벅지까지 깁스를 했다고 상상해봐. 물컹물컹한 땅에 잘 서 있을 수 있을까? 경사진 땅에 잘 서 있을 수 있을까? 그 다리로 푹신푹신한 길을 걸을 수 있을까? 경사진 길을 걸을 수 있을까? 우리는 다양한 바닥을 걷기 힘들고, 다양한 높이를 받아들일 수도 없어. 그나마 잘 서 있거나 걸으려면 아무런 변화가 없는 단단한 평지여야만 해. 만약 그런 발과 다리로 다양한 땅을 딛어야 한다면 그 변화는 고스란히 허리와 목과 머리가 감내해야겠지. 그 상황에서는 손을 사용할 수 없어.

　좌골은 딱 깁스한 발 같은 거라고 생각하면 돼. 그러니 좌골이 사용할 의자는 아무런 변화 없는 단단한 평지여야 해. 좌골이 늘 안정적으로 닿아있을 수 있도록 환경이 필요하다. 앉고 나면 좌골 위로 척추뼈들이 주르륵 자리 잡아야 하고 목과 머리도 자리를 잡아야 하고 팔도 사용할 수 있어야 하니까 말이야.

우리 몸은 늘 선택을 하지. 앉아있더라도 숨을 쉬니까 폐가 움직이고, 소화시키는 내장이 춤을 추고, 심장도 뛰고 있어. 팔도 사용하고 머리도 사용하고 움직여대는데 좌골은 변화를 따라갈 방법이 없잖아. 그 변화들을 고스란히 상체가 해소해야 해. 지시어를 생각하면서 몸을 자주 관찰해주고, 지시어가 안 먹히는 것 같으면 일어섰다가 다시 앉으면 된다. 언제 일어서는지는 호흡을 관찰해봐. 호흡이 달라진다는 건 폐가 어느 쪽으로든 공간을 빼앗기고 있다는 거니까. 그리고 머리가 앞과 "위로" 향하고, 척추가 (아래위로) "길어지고" 넓어진다는 지시어처럼 좌골이 허벅지보다 살짝 높게 해서 방향을 잡는 것을 조금이라도 도와주면, 엉덩이가 살짝 높도록 경사를 주면, 좀 더 오래 일할 수 있을 거야.

서 있다가 앉는 것은 아이들 앉듯이 엉덩이에 공간을 주고 의자와 만나게 해주면 돼. 높이 조절은 아이들처럼 무릎과 골반을 사용하고. 일어설 때도 서기와 같아. 머리 방향성을 생각하면서 발바닥을 충분히 관찰해주고 머리를 따라가면서 무릎과 골반으로 높이를 조절하면 돼. 잘 움직이고 있는지 궁금하다면 호흡을 관찰해봐. 앉는 습관이 있다면 호흡이 흔들릴 거야. 같은 공간에 출근을 하고 같은 의자를 사용한다고 생각하겠지만, 우리 몸은 어제와 다르고 오늘은 또 새로운 몸이잖아. 같은 의자라도 오늘은 오늘의 몸이 오늘에 어울리는 선택을 한단다. 당연히 굶고 온 아침 몸과 배부르게 먹고 온 점심 몸은 또 다르지. 같은 건 몸이 누리는 지시어들뿐이야. 지구에 사는 동안은 중력을 사용할 거니까 몸의 방향성은 같거든.

우리가 바닥에 앉아서 소파에 등을 기대는 이유는 몸이 정말 소파에 앉는 것이 힘들기 때문이라는 걸 알기 때문이야. 최소한 좌골이 닿아있다는 건 알 수 있어야 "의자"야.

5) 일상에서의 몸사용법

버릇과 습관의 관찰하기

버릇은 여러 번 되풀이함으로써 저절로 익고 굳어진 행동이나 성질을 말해. 습관은 오랫동안 되풀이하여 몸에 익은 채로 굳어진 행동과, 학습에 의하여 후천적으로 획득되어 되풀이함에 따라 고정화된 반응 양식을 말하고. 뭐 비슷한 말인 것 같아. 원래 무심코 일어나는 행동들은 야생에서의 생존을 위한 방편이었어. 호랑이가 나타났는데 뭘 생각해? 바로 달아나야지. 이렇게 생존을 위협받는 상황에서 본능적인 방어기제가 필요했기 때문에 꼭 필요했던 거지만, 현대에 와서 이런 위협들은 많이 사라졌잖아. 그렇지만 대대로 전해 내려온 본능은 발현이 되나봐. 조건반사 같은 거는 아직 몸에 있잖아.

긴 종이 한 장에 같은 크기의 홈을 두 개 만들어서 양쪽에서 잡아당겼을 때 종이는 어느 한쪽이 먼저 찢어져. 절대 동시에 두 개의 홈이 찢어짐을 보이지 않아. 컴퓨터로 만들어서 홈을 만들든, 자로 재든 육안과 기계로 똑같은 크기의 홈이고, 양쪽에서 같은 힘으로 당기지만 어느 한 곳이 먼저 찢어져. 시간과 공간의 문제인데 같은 시간에 홈을 내더라도, 같은 공간은 될 수 없기 때문에 같은 힘을 받는데도 다른 반응이 일어나는 거야. 종이 가지고 해봐. 한쪽 먼저 찢어져.

무생물인 종이도 시간과 공간에 따라 다른 반응이 일어나는데, 생물인 몸은 어떨까.

자연의 흐름대로, 시간의 흐름대로 우리 몸은 다르게 사용되는 것이 맞아. 다른 공간, 다른 시간에 맞는 몸의 사용이 있어. 인간이 "지금, 여기"를 살아가면서 "그때, 거기"에서 사용하던 대로 몸을 사용하면서 몸에 오류가 생겨. 자라 보고 놀란 가슴이 솥뚜껑 보고도 놀라는 격이지. 자라를 보든 솥뚜껑을 보든 놀라고 마는 건 버릇과 습관으로 사는 거. 자라를 봤을 때는 놀라고 솥뚜껑을 봤을 때는 무덤덤해야지. 그게 인간답게 사는 인간다운 인간.

예전에 만화 본 거 있는데, 옛날에는 도공들이 가마 앞에서 맘에 드는 도자기가 나올 때까지 다 깨버렸잖아.
① 도공이 하~ 하면서 망치로 도자기를 깨.
② 또 도공이 한숨을 쉬면서 도자기를 깨.
③ 또 도공이 도자기를 깨.
④ 그러다 엄청난 작품이 손에 잡혀. 오~!!!! 하면서 도공이 도자기를 깨. 하하하하하.

컵을 잡을 때와 병을 잡을 때 손 모양이 달라지듯이, 계단을 오를 때와 산길을 오를 때 발 모양이 달라지듯이, 어제 마신 커피 맛과 오늘 마시는 커피 맛이 다르듯이, 모든 순간들은 달라. 당신과 내가 다르듯이, 나의 모든 순간들 또한 다르고.

우리는 늘 "선택"이라는 것을 해.

좌우 발에 5 : 5로 몸의 무게를 분산하려 하는 것도 오류야. 우리의 내장기관은 구불구불하게 생겼잖아. 그래서 밥을 먹었을 때, 화장실을 다녀왔을 때 좌우의 무게는 달라져. 몸을 흐름대로 내버려두면 그 세세한 변화에 따라 무게 중심 또한 조금씩 바뀌는 거야. 호흡을 하면서 발을 관찰해주면 돼. 발바닥, 발등, 발가락들, 뒤꿈치 발을 관찰하면서 지시어를 차례대로 생각해봐. 그러면 거의 좌우 비슷하게 무게가 분산돼. 우리의 상식들이 모두 오류를 내포하고 있다고 보면 돼. 우리 몸은 그저 허용하면서 관찰해주면 알아서 해주는 것들이 많아.

버릇과 습관의 발현을 멈추는 방법은 말 그대로 우선 멈추는 거야. 꼼짝도 안 하는 것과는 조금 달라. 선택권을 재정비한다는 거지. 아무것도 하지 말라는 건 아니거든. 호~ 흡!을 하며 허용을 하고 관찰을 하고 선택을 하면 돼.

6
공간의 확장

●●●●● 기본적으로 지름 2m 정도의 공간을 충분히 활용하고 있다면 다음을 응용해볼 수 있어. 호흡을 공부한다거나 몸을 초월하는 뭔가를 공부하고 싶다거나 뭐 남들과 조금 다른 생각을 하고 있다면 그런 것들의 주먹 내지르기라고 생각하면서 읽어둬.

중력이라는 인력이 지구 중심을 향하기 때문에 인력 작용의 반작용으로 "위"라는 방향성을 가져. 머리가 앞과 위로 향하잖아. 앞은 운동을 위한 거, 위는 중력의 반작용에 관한 거. 우리 몸은 중력과 조화를 이루면서 움직이는 "동"물이니까.

건강한 나무는 뻗는 가지의 길이만큼 뿌리를 내려.
건강한 나무는 뿌리 내린 만큼 가지를 뽑어내고.
뿌리에 욕심낸 나무는 가지라도 단단하지만

가지에 욕심낸 나무는 견딜 만한 바람에도 쓰러진다.

가지를 다친 나무는 뿌리도 썩어.
뿌리를 다친 나무는 가지가 마르지.
뿌리의 어디가 썩었을까. 가지를 뒤집으면 겹치는 그곳이야.
뿌리의 어디가 다쳤을까. 가치를 뒤집으면 겹치는 그곳!

인간은 움직이는 나무라서 매 순간 멈추는 그곳에서 뿌리를 내려. 나의 뿌리는 내 모습 그대로 땅으로 뒤집었을 때의 모양을 가지겠지. 인간이 태어나면서 보장받아 향유하고 있는 공간을 지표면 위의 지금 2m의 구 모양인 "o" 정도로만 생각하고 살아왔다면 지표면 아래 공간을 의식하며 공간을 두 배로 넓게 의식해봐. 지표면을 가운데 점으로 두고 "8"자 모양의 공간을 의식하는 거야. 보이는 공간과 보이지 않는 공간까지 의식하게 되면 인간의 능력을 2배로 사용할 수 있다. 구체적으로 기분도 2배로 좋고, 건강도 더 좋아지고, 발걸음도 경쾌해지고 그래.

나무가 그늘을 드리우듯 8은 살랑거리는 바람을 부리는 커다란 O형으로 성장할 수 있어. 느티나무를 보면서 느티나무의 가지의 끝과 느티나무 뿌리의 끝을 지름으로 해서 구를 만들어봐. 그게 생명체의 본 모습이야. 공 모양의 공간을 함유하고 있는 구.

커다란 "O" 모양의 공간을 인간이 향유하게 되면 무한으로 커지는 구가 시작된다. 이런 주먹 내지르기를 충분히 하는 사람은 어떤 힘이든 좋은 방향으로 사용해. 남도 좋고 본인도 좋은 방향으로 함께 좋은 방향으로 공간을 확장해가. 동화책이나 영화에 나쁜 놈들 많지? 왜 저런 능력을 저렇게 쓰는 나쁜 놈이 될까? 나쁜 놈은 "나쁜 놈"이래. 본인만 아는 거지. 몸이 누릴 수 있는 공간을 생략하고 시작해서 그래. 구형을 의식하기도 전에 확장하려고 하니 쭈굴 쭈굴하게 생겨먹는 거야.

내 머리가 더 자연스럽게 앞과 위로 향하고 싶다면 내 몸을 실제로 사용하고 있는 공간을 의식하면서 나의 발아래 공간을 내 키만큼 의식해봐. 더 수월하게 될 거야. 땅으로 향하는 나의 뿌리와 하늘을 향하는 나의 가지들을 허용하고 관찰하면 충분하다.

공간의 크기를 m 단위로 구의 부피로 계산해서 비교해줄게.
구의 부피 : 반지름 × 반지름 × 반지름 × 3/4 × π

일반적인 어른들의 공간 : 1m × 1m × 1m × 3/4 × π × 1/2 = $3/8 m^3 π$
아이들의 공간 : 1m × 1m × 1m × 3/4 × π = $3/4 m^3 π$
나무들의 공간 : 1m × 1m × 1m × 3/4 × π × 2 = $3/2 m^3 π$
무한이 시작되는 공간 : 2m × 2m × 2m × 3/4 × π = $6 m^3 π$

간단하게 크기를 비교하자면

$3/8 m^3 \pi : 3/4 m^3 \pi : 3/2 m^3 \pi : 6 m^3 \pi$

어른 : 유아 : 나무 : 무한 = 1 : 2 : 4 : 16

일반적인 어른들이 사용하는 공간의 16배는 의식할 수 있어야 만화에서 신이라고들 말하는 능력자의 초입단계가 되는 거야. 어려운 거야. 그러니까 아무나 믿고 따르지 마. 난 여지껏 한 명도 못 만나봤어. 물론 나도 아직 2 정도의 공간을 의식하는 공부를 하고 있는 일반인이야. 이 부분을 알려주는 이유는 혹하게 하는 사람들을 냉정하게 보라는 거야. 어느 정도의 공간을 사용하는 사람인지 관찰해봐. 그리고 그 공간의 모양도 관찰해봐. 어떻게 숨 쉬고 어떻게 공간을 향유하는지 관찰해봐. 그리고 혹하지 마. 그 정도는 하고자 하는 누구나 모두 할 수 있는 거니까.

⑦ 지시어들의 확장

① 내 목이 자유롭다.
② 내 머리가 앞과 위로 향한다.
③ 척추가 길어지고 넓어진다.
④ 내 다리와 척추가 서로 분리된다.
⑤ 내 어깨가 중심으로부터 넓어진다.

최선의 몸사용 방향을 요점정리한 것이 지시어들이야. 어느 날 지시어에서 "내"라는 단어를 빼고 사용한 적이 있었어. 우리말이라는 게 주어가 생략될 만큼 진화된 언어라서 일상어에서 주어가 생략되는 경우가 많고 당연히 지시어를 생각할 때도 생략해도 된다고 생각했거든. 그리고 한편으로는 내가 배우려는 이유가 같이 하고 싶어서였으니까, 내 몸과 네 몸들 한 번에 다 같이 좋아지면 좋겠다고도 생각했어.

'목이 자유롭다. 머리가 앞과 위로 향한다. 척추가 길어지고 넓어진다. 다리와 척추가 서로 분리된다. 어깨가 중심으로부터 넓어진다.' 이렇게 말이야. 다행히 선생님께 발견되어 설명을 들었는데 내 고집 때문에 제대로 이해하지 못했으면서, 이해했다는 듯이 넘겨버렸네. 지금 기억에 "나"라는 한정된 범위에서 공간이 시작되어야 하기 때문이라고 하셨던 것 같아. 내 다리와 "몸통"이 서로 분리된다고 하지 않고 내 다리와 척추가 서로 분리된다고 지시어를 하는 것과 비슷해. 몸통의 범위는 척추보다 넓어서 처음에는 의식하기 버겁거든. 한역된 지시어는 그냥 한역된 것이 아니라 가르치는 분들의 깊은 배려의 마음이 첨가되어 효과는 크고 사용하기에는 쉽게 재정리된 것이라 나름의 변형을 하는 것보다는 그대로 사용하는 것이 낫다고 생각해.

　지시어는 알렉산더 선생님의 10년의 결과물이고, 모두 긍정어로 이뤄져 있으며 순서 또한 몸이 태어나서 단계별로 성장하면서 추구하는 것들이야. 어떤 상황에서도 이 다섯 가지 지시어를 차분하게 생각하면서 몸을 관찰해주면 원하는 것을 얻기 수월해질 거야. 지시어들을 생각하면서 몸과 소통을 하다보면 지시어가 몸에 먹힌다는 느낌이 들 때가 있는데, 느낌을 넘어서 실재야. 나의 생각이 몸과 소통하는 것을 관찰했다면 나는 어떤 생각들을 하며 살아야 할까.

'내 목이 자유롭다.'고 생각하니 지금 모습에서 가장 합당하고 편하고 효율적인 자리로 자유롭게 춤을 춰. '내 목이 굽었다, 내 목을 바로 세워야 한다. 내 목은 거북목이다.' 이렇게 생각한다면 내 목은 어떻게 반응할까? 굽은 걸 굽었다고 하는데 뭐가 달라질까 생각하겠지만 목은 굽은 상태를 받아들이고 유지하려고 해. 이렇듯 내 생각대로 몸을 사용하는 사람이 되어버렸으니, 나의 생각은 내 몸 전체를 연주해. 모든 말과 모든 생각이 내 몸과 공명하는 "지시어"야. 지시어들을 긍정어로 다듬어서 사용해야 되는 거네 그치?

① 우선 모든 표현들을 허용한다.
② 내 말과 글과 생각을 관찰한다.
③ 내 입맛에 맞는 말과 글과 생각은 남긴다.
④ 내 입맛과 다른 말과 글과 생각은 다른 맛으로 바꿀 수 있다면 바꾼다.
　포기하지 말자. - 끈기를 가지고 계속하자.
　오른쪽 길은 아니다. - 왼쪽이나 가운데 길로 가보자.
⑤ 다른 맛을 대체하기 힘들다면 차라리 생략한다.
　블라블라블라 - …
⑥ 다른 사람에게 하는 말과 글과 생각들도, 우선 내 몸을 거쳐서 전달되는 것임을 알자.

몸을 사용할 때 공간이라는 단어를 넣어서 지시어들을 만들어봐.

내 다리에 공간이 있다고 생각한다.

내 손에 공간이 있다고 생각한다.

어느 범위 내에 공간이 있다고 생각하면서, 호흡을 관찰하면서 몸사용을 해보자.

⑧ 가장 간단한 몸사용법

●●●●● 호흡부터 공부하느라 힘들었지? 이번 단락은 요점정리처럼 보이겠지만 잔머리 쓰는 거야. 몸이 주인이고 마음이 손님이라고 표현한 거 기억나? 그거야. 남의 집에 놀러 가서 어떻게 하니? 맘대로 해? 너무 급한 거 아니면 가급적 물어봐야지. 양해를 구하고. 어느 정도 친해질 때까지는 시간이 필요하잖아. 처음 방문했다고 생각하고 몸사용을 하는 거야.

① 멈춰
② 호~ 흡! 두세 번 해.
③ "말"로 해.
④ 움직여.

걷기를 예로 들면
① 멈춰.

② 호~ 흡! 호~ 흡! 호~ 흡!
③ "걷는다"고 말로 해.
④ 이제 걸어.

뭘 하기 전에 멈춰서 몸을 정리하고 몸에게 이러 저러하다 말로 해서 알려주고 나서 이러 저러한 것들을 하는 거야.

① 싱크대 앞에 서.
② 호~ 흡! 호~ 흡! 호~ 흡!
③ "접시" 말하고
④ 접시 설거지하고
⑤ "밥그릇" 말하고
⑥ 밥그릇 설거지하고
⑦ "대접" 말하고
⑧ 대접 설거지하고.

이렇게 하면 돼.

① "셔츠" 말하고
② 셔츠 개고
③ "바지" 말하고
④ 바지 개고.

이렇게.

어디서 뭘 하려는지 몸에게 알려주고 하면, 몸이 그 찰나에 준비를 해. 당장 해봐. 많이 다를 테니.

⑨ 수 업

●●●●● 몸이 공간을 의식하도록 손으로 안내를 해줘. 몸이 사용할 수 있는 공간이 충분히 있다는 것을 의식하게 도와주는 거야. 의식한다는 말은 관찰한다고 받아들이면 돼. 반구 정도의 영역조차도 사용하지 못하고 있는 상황에, 공간을 원하는 몸에 손을 댐으로써 공간이 있다는 걸 알려주고, 관찰을 도와준다. 말로 안내하기도 해. 내용은 앞선 글들 내에서 이뤄지고, 글에 대한 의문이 있다면 물어도 좋아.

눕는 거, 일어나는 거, 앉는 거, 일어서는 거 이런 쉬운 것들을 다시 가르쳐. 그리고 우리가 가장 자주, 많이 사용하는 가구인 의자를 사용하는 방법도 다시 배우지. 특히 앉는다는 건 발 대신에 좌골을 사용한다는 거거든. 물컹한 데서 걷고 뛰고 잘 돼? 같아. 푹신하고 물컹한 의자는 몸사용을 제대로 못하게 해. 단단한 데서 두 발로 서듯이, 단단하고 평평한 의자에서 좌골을 의식하면서 몸을 사용해야 해. 오래 앉아있기 힘들잖아. 같은 자리에 서 있는 것도 힘든 거야. 그러니 자주 움직여줘야 해. 나는 수업에서 이런 얘기해줘.

① 호흡하는 방법을 가르쳐주고
② 허용과 관찰
③ 지시어 사용
④ 눕기
⑤ 세미수파인
⑥ 일어나기
⑦ 다양한 몸사용

이런 순서로 한 가지씩 한 시간 정도 수업을 해.

⑩ 마무리

●●●●● "입맛"대로 밥따로를 해보면 입맛을 관찰하면서 스스로를 새롭게 알아가는 과정을 겪지. 같은 음식이지만 몸 상태와 계절, 시간, 장소에 따라 맛이 변하고, 누구와 함께 공간을 공유하는지에 따라서도 달라지기도 하고 말이야. 그때마다 몸이 원하는 양도 변하지. 그 모든 것을 무시하고, 몸이 원하지 않는 음식을 과하거나 적게 먹음으로 인해서 몸이 힘들었다는 것을 알아챘겠지.

몸사용도 그래. 몸 상태와 계절, 시간, 장소에 따라 몸사용이 달라지는 거야.

정량을 꾸역꾸역 먹듯이 매일 만보를 걷고, 같은 음식을 먹듯이 운동 순서대로 같은 무게의 덤벨을 드는 것처럼 무심하게 습관적인 몸사용이 몸을 힘들게 해.

우리가 태어나서 걷기까지 했던 것들을 차례대로 다시 해보면서 일상과 연결하면 혼자서도 쉽게 익힐 수 있을 거야.

공간에서
호흡을 하고
보고
고개를 시선을 따라 움직여보고
몸통의 윗부분이 따라가고
몸통의 아랫부분이 지지해주고
일어서고
손을 사용하고
걷는다.

먹을 때는 밥따로 먹는 규칙 하나. 몸사용을 할 때는 순서대로 몸을 사용하는 규칙 하나 이게 다야. 두려움과 긴장이 쉽게 해소돼. 시공간을 향유하는 몸과 마음이 되어 자유의지를 발현하는 인간다운 공간으로서의 삶을 선택해나가기를 바라.

편작의 이야기를 들려줄게.
편작은 명의였는데 그의 두 형도 의사였대. 임금이 삼형제 중에 누가 병을 가장 잘 고치느냐고 묻지. 편작은 큰형님이 의술이 가장 훌륭하고 다음은 둘째형님, 마지막이 본인의 의술이라고 대답해.

큰형님은 환자가 아픔을 느끼기도 전에 얼굴빛으로 이미 그 환자가 겪을 병을 보고, 병이 나기도 전에 치료를 해준대. 둘째형님은 병세가 아주 살짝 있을 때 치료해주고 편작 본인은 병이 심각해서 약도 먹이고 수술도 해서 치료한다고 말하지.

큰형님은 몸사용법
둘째형님은 밥따로 물따로와 교선건강법
편작은 스스로 하는 지압법이라고 생각해.

이 책을 잘 읽어서, 책에 나오는 대로 몸사용을 하면 "주먹 내지르기"로는 충분하다고 생각한다. 어떤 방향으로 응용하든지 다 가능해. 호흡이 되면 발성도 잘 되고, 몸을 사용하는 일들도 잘 될 거야. 그리고 더 좋은 건 그렇게 몸을 사용하는 너희들을 바라보는 사람들도 마음이 편해져. 우리는 진화하고 있는 인간들이라서 그런지 다른 사람들이 편한 거 의외로 좋아하거든. 우리 몸을 잘 사용해보자. 일상에서 안전하게 편하게 잘 사용할 수 있어.

몸과 잘 소통해봐. 뭘 하려는지 몸에게 미리 알려만 줘도 몸과 훨씬 좋은 관계를 맺을 수 있어. 내 몸이잖아. 건강하게 사랑하자.

제8부

스스로 하는 지압법

❶ 간섭

●●●●● "간섭, 상쇄 간섭, 보강 간섭"의 개념을 알고 읽어나가면 이해가 쉬울 거야.

① **간섭** : 2개 이상의 파장이 겹쳐져 서로에게 영향을 주는 것
② **상쇄 간섭** : 파장이 약해지는 것
③ **보강 간섭** : 파장이 강해지는 것

수정란은 하나의 세포로 우리 몸의 시발세포야. 반복되는 세포분열로 각각의 장기들이 만들어지고 마디들이 생기지. 각각의 장기들과 마디들은 하나의 수정란에서 시작되었지만, 각각 다른 이름을 쓰고 있는 만큼 다른 영역을 가지고 있어. 그리고 영역별로 다양한 음을 내.

한 대의 피아노에 여러 건반들이 있어서 하나의 피아노이지만

여러 음을 내고 있다고 생각하면 될 거야. 여러 개의 도와 레와 미가 있잖아. 각각의 소리들은 상쇄 간섭을 일으키며 서로 조화가 되어 화음을 만들어내고, 이 화음들은 보강 간섭을 일으켜 웅장한 소리를 만들어내지. 우리 몸에 여러 소리를 내는 장기들과 마디들, 결국에는 하나의 세포들이 각각의 건반이 되어 소리를 내. 심장이 뛰고 폐가 울리고 피가 돌잖아. 상쇄 간섭을 만들어내는 각각의 짝이 있는데 "심장 - 소장, 폐장 - 대장, 위장 - 비장, 간장 - 담장, 신장 - 방광"이다. 각 장부들은 서로 상쇄 간섭을 일으켜서 심장이 뛰는 소리는 소장의 소소한 움직임들로 상쇄되어 몸의 다른 부분들과 균형을 이뤄. 만약에 심장에 문제가 있다면 소장 또한 문제를 만들어서 균형을 맞추거나, 소장이 소리가 강해져서 위가 강해지거나 신장이 약해진다. 과식으로 배가 부르다면 위장을 달래도 되고 비장을 키워도 돼.

상쇄 간섭을 넘어선 소음들은 문제를 일으켜. 단발성 소음들은 곧 몸이 정상궤도를 찾지만 다발성 소음들은 쌓이고 쌓였다가 결국에는 큰 소음으로 통증을 일으켜.

어떤 불편함을 관찰했다면 장기들끼리의 상쇄 간섭의 정도를 넘어섰다는 거야. 알아챘다면 몸이 알아서 해결할 수 있는 범위를 넘어섰다는 걸로 봐야 해. 인위적으로 상쇄 간섭을 해줄 필요가 생기는 거지. 다른 칸에 인위적으로 너울을 만들어서 상쇄시켜서 몸을 편하게 하고 균형을 잡아주는 것이 "스스로 하는 지압법"이라고 보면 된다.

② 우리 몸의 물풍선들

●●●●● 우리 몸에는 많은 물이 있다.

뇌의 75%, 심장의 75%, 근육의 75%, 폐의 80%, 신장의 82%, 간의 86%, 혈액의 83%, 뼈의 22%. 뼈와 살로 나눈다면 살은 거의 80%의 물로 이루어져 있대. 세포막이 하나의 세포를 포장하고 있고, 세포들이 모여서 장기를 이루면 뇌수막이라던가 횡격막, 근막 등으로 각각의 장기들은 포장하고 있는데, 가장 큰 포장은 겉피부겠지.

커다란 수영장이 있고 그 안에 얇고 유연한 막들이 물을 가르고 있다고 상상해봐. 수영장 울타리는 피부고, 가름막들은 각각의 장기들과 마디들이야. 어느 한 곳에 누군가 뛰어들었다고 가정해보자. 뛰어든 곳의 물은 출렁일 것이고 가름막들을 거치면서 물결은 약해지겠지만 결국 수영장 울타리까지 너울이 닿지. 같은 곳에 한 사람이 더 뛰어든다고 생각해보자. 보강 간섭이 생겨서 너울은 높아진다. 아픈데 더 아프게 하면 더더 아파진다는 거야.

다른 곳에 한 사람이 뛰어든다고 생각해보자. 상쇄 간섭이 일어나 너울은 빨리 낮아져. 음양침처럼 아픈 곳의 반대편을 건드리는 거.

수영장 울타리까지 닿은 너울은 울타리를 침식시킨다. 수영장이 우리 몸이라면 울타리는 피부다. 피부에 생기는 어떤 것들은 이런 너울로 생겨난 것들이야. 여드름이나 상처, 점 같은 거.

우리 몸은 늘 흔들리고 있다. 심장이 뛰고, 위장이 소화하려고 꿀렁거리고, 혼잣말을 하고, 머리를 흔들고, 걷고, 방귀를 뀐다. 그럼에도 우리 몸을 멀쩡하게 사용할 수 있는 것은 큰 덩어리 안의 각각의 덩어리가 서로 상쇄 간섭을 하기 때문이야. 심장이 뛰는 만큼 어느 곳이 꿀렁거리면서 그 진동을 상쇄시키는 거지. 음양의 원리에 따른다면 심장이 뛰는 만큼 소장이 소화흡수를 하며 흔드는 힘으로 상쇄시켜. 이런 균형을 유지할 때 "건강하다"라고 할 수 있어.

그 균형이 외부나 내부의 충격으로 달라지게 되었을 때 어느 정도는 버텨. 그리고 어느 정도를 넘어서면 우리 몸은 "통증"이라는 신호로 알려줘. 그 신호를 받았을 때 재빨리 균형을 잡아주는 방법이 "스스로 하는 지압법"이야.

이 책에서 통증은 약간의 불편함들을 포함해서 "알아차릴 수 있는 기울어짐"이라고 정의할게. 더부룩한 배라던가, 생리 전 증후군, 배란통, 뻐근한 어디 어디라던가 다 포함한다. 균형에서 벗어났다는 것을 알아차렸다면 "통증"이야. 간단하게 상쇄 간섭을 해주면 균형이 잡혀.

얕은 것일수록, 최근 것일수록 빨리 처리된다.
깊고 오래된 것이라면 오래 걸려. 통증이 사라지고 나서도 보름 정도 더 챙겨줘야 해. 그래야 온전히 균형을 잡는다. "아프다"는 인지를 하려면 개인이 가진 어떤 한계를 넘겼다는 것인데 그 한계까지의 기울어짐도 아직 존재하고 있기 때문이다. 어느 정도까지는 온몸이 "참는다"는 것을 알아줘야 해. 그래서 그 참았던 것까지 균형을 잡아주기 위한 시간을 보통 보름 정도 잡아. 그 이상의 균형잡기는 또 다른 기울어짐의 원인이 될 수 있으니 적당히 하도록 하자.

③ 우리 몸의 마디들

●●●●● 우리 몸의 시작은 수정란 하나다.

정자 하나와 난자 하나가 만난 수정란은 하나의 세포야. 하나의 세포에서 갈라지고 갈라져 온몸이 되고 각 자리마다 발현되는 것들이 다를 뿐 결국 머리카락도 손가락도 출발지가 같아. 드라마에 DNA 어쩌고 하면서 머리카락에서도 손톱에서도 같은 사람이라고 찾아내잖아. 온몸이 같은 거야.

크게 나누어본다면 머리, 목, 몸통, 다리, 다리, 팔, 팔
7부분으로 나눌 수 있어.

작게 나누어본다면 마디마디로 나눌 수 있는데, 눈에 보이는 대로 나누면 돼.

오른팔 17마디 + 왼팔 17마디 = 34마디

엄지 2마디

검지 3마디

중지 3마디

약지 3마디

새끼손가락 3마디

손바닥 1마디

손목에서 팔꿈치까지 1마디

팔꿈치에서 어깨까지 1마디

오른다리 12마디 + 왼다리 12마디 = 24마디

엄지발가락 2마디

두 번째 발가락 2마디

세 번째 발가락 2마디

네 번째 발가락 2마디

새끼발가락 1마디

발 1마디

종아리 1마디

허벅지 1마디

몸통 1마디

목 1마디

머리 1마디

코 1마디

귀 양쪽 2마디

총 64마디 정도로 보면 돼. 대강 센 거니까 마음대로 다르게 세어도 되니까 그냥 읽어나가도록 해. 가장 작게 나눈다면, 세포막을 가진 세포들 하나하나야.

❹ 몸 지도

●●●●● 귀에도 온몸이 있고 손에도 온몸이 있고 발에도 온몸이 있다고들 하지? 눈에도 오행이 있고 몸통에도 오행이 있고 각자 장님 코끼리 만지듯이 맞다고들 하지? 다 모아서 섞어버리면 코끼리 한 마리가 되는 거더라. 하하하하.

몸통을 확대 축소 마음대로 하면서 마디마디 접목시켜 본다. 몸은 구에서 시작한 것이라 아래위 구분 또한 마음대로 할 수 있어. 몸통을 뒤집어서 확대 축소 마음대로 하면서 마디마디 접목시켜 봐. 팔다리는 수지침처럼 손가락 발가락을 활용하면 돼.

우리말이라는 게 정말 재미있어. "등"이 들어가는 것들은 정말 등이야.
  등 - 손등 - 발등 - 콧등
  목 - 손목 - 발목

머리끝 - 발끝 - 손끝 - 코끝 - 턱끝

쉽게 말해서, 몸은 하나의 수정란에서 나눠진 것이라 각 세포마다 같은 특징을 가지고 있어. 세포마다 눈코입이 다 있다고 생각하면 쉽겠다. 그러다가 커다란 눈코입을 가진 마디가 되고 더 커다란 눈코입을 가진 지금의 몸 하나가 된 거야. 기타를 조율하는 것처럼 같은 음을 건드리면 건드리지 않은 기타줄도 흔들리는데 그걸 "공명"이라고 해. 지압법은 이 공명을 이용한 거야. 등끼리 공명하고, 목끼리 공명하고, 끝끼리 공명한다고.

그러니 배가 아프다고 배만 아픈 것이 아니라 모든 마디의 배가 아프고 모든 세포의 배가 아픈 거야. 그런데 배만 아픈 것 같잖아. 건드리지 않은 기타줄이 흔들리고 있는 건 모르니까 그래. 그러면 그 건드리지 않아도 흔들리는 기타줄을 멈춰주면 어떨까? 돌을 던지지 않은 자잘한 너울이 일고 있는 한켠에 큰 너울을 만들어주면 어떨까? 상쇄되는 거야.

내가 등이 휘어서 코도 휘었다고 그랬지. 같아. 나의 등과 나의 콧등은 같이 휘었어. 발끝치기로 내 등이 제자리로 가니까, 내 코도 제자리로 갔어. 이렇게도 나아질 수 있어. 당연히 내 등이 휘었기 때문에 내 손등도 휘어서 내 가운데 손가락도 손톱이 비스듬했겠지? 불행히도 성격 급한 나는 양쪽 중지를 차례로 문에 찧어서 양쪽 다 새로 난 손톱이라 완전히 가운데는 아니야. 그치만 어릴 때만큼 완전히 틀어진 손톱도 아니란다.

배가 아프면 세포는 찾기 힘드니까. 잡기 쉽고 만지기 쉬운 마디 하나를 정해서 지압으로 균형을 맞춰주는 거지. 침을 꽂아도 된다. 피뢰침처럼 그 흔들림을 공기 중으로 꺼내버린다고 이해하면 돼.

우리 몸이 둥근 구에서 출발했잖아. 구는 높이가 없지 아래위도 없고. 그러니 아래위를 정할 필요도 없어. 그냥 그 근처를 찾으면 돼. 건드려보면 아픈 자리가 있을 거야.

❺ 지압하는 방법

●●●●● 몸통에서 통증이나 불편함이 느껴지는 부위를 관찰한다.

지압하기 편한 마디를 하나 정한다.

몸통에서 찾은 부위와 같은 부위를 골고루 수직으로 누른다.

몸이 자라나는 방향의 반대 방향으로 밀면서 누른다.

3~5초 정도 누르고 3~5초 정도 쉬어.

누르면 아프잖아. 아픈 건 긴장이고. 호~ 하면서 누르는 게 덜 아프더라. 아픈 곳을 다른 곳을 아프게 하면서 상쇄시키는 것이라 그런지 호흡의 "긴장"과 함께 해소되더라고.

7마디와 60마디가 겹치는 부분이 있는데 가장 큰 마디는 몸통이지. 가장 크고, 가장 관찰하기 쉽고, 가장 쉽게 정리정돈할 수 있는 방법을 찾을 수 있어. 몸통을 그대로 축소해서 몸의 마디마다 접목시키면 된다.

① 배가 아프다면 배를 관찰해.
② 배의 어느 위치가 아픈지를 세심하게 봐.
③ 나는 보통 팔을 사용해. 누르기가 쉽거든.
④ 배의 앞쪽이면 팔의 보드라운 부분
⑤ 배의 뒤쪽이면 팔의 덜 보드라운 부분
⑥ 팔 한 마디를 배로 보고 같은 위치를 눌러. 끝.

배부르게 먹었다면 위장이 가득 찼겠지? 위장은 배 앞쪽에 있으니까 팔 안쪽을 골고루 눌러. 위장이 자리한 가운데 즈음이 다른 곳과 달리 많이 아플 거야. 거기를 한두 번 더 눌러주고, 팔을 골고루 눌러줘. 왜 아프지 않은 곳도 눌러주냐고 물을 텐데, 과식하면 위장만 힘들겠어? 가장 힘든 건 당장에 위장이겠지만, 넘겨받아야 할 소장도 힘들고 대장도 힘들고 피 줘야 하니 심장도 힘들지. 결국 온몸이 힘든 거야. 가장 힘든 위장을 두어 번 더 해주고 나머지는 골고루 해줘.

팔은 잡기 쉽고 찾기도 쉬워서 택한 것이니 팔을 누를 힘이 없다면 손가락 마디 중에 가장 잡기 쉬운 한 마디를 골라서 가운데를 골고루 눌러. 힘이 남으면 종아리 가운데를 눌러도 된다. 종아리는 뒤쪽이 보드랍지?

팔다리가 문제라면 수지침 그림을 참고해봐. 새끼손가락 전체와 약지손가락 전체를 골고루 눌러줘. 엄지와 검지도 골고루 눌러줘. 무릎이 아프다면 손끝에서 두 번째 마디가 특히나 아플 텐데, 무릎이 가장 아픈 거지 다리 전체가 힘든 거거든. 그러니 두 번째 마디는 두어 번 더 눌러주고 다른 곳은 골고루 눌러줘.

나는 과식했을 때 잘 써먹고, 안 걷다가 많이 걷게 되었을 때 잘 써먹어. 명현이 나타나는 부위가 있으면 잘 찾아서 눌러주면 조금은 수월하게 넘어갈 거야.

제9부

낙서

1
물 2리터의 시발점

●●●●● 1945년 미국식품영양위원회에서는 자료를 하나 발표해. 칼로리에 대한 "자료"에 불과한 글에서 물 2리터의 전설은 시작된 거라면 어때?

"Most of this quantity is contained in prepared foods."

이 한 문장을 지운 글은 무슨 연구 결과처럼 여겨지면서 우리를 물먹게 했지. 원래 인간이 하루에 2리터나 마시면서 살아오진 않았었거든. 당연히 "많이" 마셔야 하는 것처럼, 아침부터 저녁까지 2리터를 더 마셔야 한다면서. 정수기를 팔아먹고 생수를 팔아먹고. 감기에도 물을 많이 마시라고 의사들은 권고하잖아. 뭘 근거로 그러는 거야? 단지 우리 몸에 70%가 물이라서? 70%에서 없어지는 만큼만 채우면 되는 거잖아. 우리의 튼튼한 세포막들은 물을 잘 간수할 수 있는 능력이 있다구.

인간은 남녀노소 평균 약 2,000칼로리를 소비한대. 우리가 먹은 음식들은 잘게 다져져서 몸에 포도당으로 저장이 되는데, 몸에서 하나를 사용하면 1칼로리의 에너지와 1ml의 물이 결과물로 나오니까. 우리가 하루에 2,000칼로리를 소비한다면 2리터의 물이 만들어지는 거지. 그래서 아무것도 먹지도 마시지도 않는 밥따로 단식을 하는 날에도 기초대사량이 소모되기 때문에 몸에 저장된 것들이 사용되면서 대소변이 만들어져.

우리가 흔히 먹는 백미밥의 65%는 수분으로 이루어져 있으니까. 약 200g의 밥을 먹는다면 130ml의 물과 70g의 영양분을 먹게 된다. 200g의 밥은 약 300칼로리라고 치고, 만약에 하루 동안 밥으로만 2,000칼로리를 채운다면 밥을 약 7그릇을 먹게 되니, 약 900ml의 물을 섭취하는 셈이야. 그렇다면 1,100ml 정도의 물만 추가하면 된다는 계산이 나오지. 밥보다 수분이 많은 김치를 반찬으로 먹는다면 추가되는 물의 양은 당연히 줄어들겠고. 일상을 관찰해봐. 물 많이 마시라고 해서 물 마시지? 몸에 좋다고 차 마시고?

"목마르지 않아도 물을 마시는 생물은 인간뿐입니다."

2011년 신문기사를 일부 인용해줄게. 김석진 교수님의 글이고 검색하시면 전문을 볼 수 있어.

1946년에 미국인의 식생활을 분석한 자료에 따르면 "미국인이 섭취하는 1칼로리의 열량에는 약 1ml의 수분을 함유하고 있다."라고 되어 있다. 이를 일일 총 칼로리 섭취량으로 환산하면 약 8잔의 물의 양이 나오게 되는데 이것을 '일일 수분 섭취량'이라고 부를 수 있다. 하지만 세월이 지나면서 이는 '일일 권장 물 섭취량'이 되어버린다.

"일일 수분 섭취량"과 "일일 권장 물 섭취량"의 차이점은 방금 언급한 자료에 함께 기술된 언급을 보면 쉽게 이해할 수 있다. 이 보고에는 "일일 수분 섭취량의 대부분은 음식 섭취를 통하여 이루어진다."라고 기술되어 있다. 하지만 어느새 음식을 통해서 섭취하는 대부분의 수분에 대한 언급은 사라지고 마치 하루에 8잔의 물을 숙제(?) 하듯이 마셔야 한다는 의무감만이 우리에게 남게 된 것이다.

필요한 양보다 많은 물을 마시면 몸에서 치워야 하니 몸은 필요 없는 일을 하게 돼. 그러다 일의 효율이 떨어지면 몸에 남아. 정리하지 못한 물을 담아두고 있기 때문에 몸이 붓는 거다. 모든 것은 적당할 때 적당한 작용을 하는데, 모자라는 것도, 넘치는 것도 아픔이 된다.

❷ 살

●●●●● 살은 왜 찔까? 많이 먹어서?

살은 체온을 보호하기 위한 몸의 방편으로 사용돼. 그래서 몸이 차가운 부위에 살이 붙어. 몸에 온기가 돌면 보온에 필요한 살이 치워져. 운동으로 빠지는 이유는 몸에 저장된 에너지를 사용해서라기보다는 몸에 온기를 돌아서 살이 불필요해지기 때문이야.

살은 왜 안 찔까?

살이 너무 안 찌는 경우도 있는데, 몸이 너무 차가워서 겨울나무처럼 말라버리는 거야. 관상학에서도 적당한 몸을 가장 좋게 보고, 그다음은 뚱뚱한 몸이고, 마지막이 마른 몸이야. 온기가 돌면 적당한 부위에 적당히 살이 붙어. 마른 분들이 운동을 해서 살을 찌우는 것은 운동으로 몸에 온기가 돌기 때문이야.

어떻게 먹느냐가 얼마나 먹느냐보다 중요해. "입맛대로 밥따로" 먹으면 살이 정리가 돼. 필요한 만큼만 몸에 남기고 나머지는 내보내. 뽀송하게 먹으면 장들의 연동운동이 활발해져서 온기가 돌고 장을 보호하던 살들은 치워져.

밥따로 먹으면 가장 먼저 건강해지는 게 위장이잖아. 그래서 위장 근처의 살들이 가장 먼저 사라져 신장에 온기가 돌면 등살, 심장에 온기가 돌면 팔뚝살, 소장과 대장에 온기가 돌면 뱃살이 치워져. 각 장기들이 건강해짐에 따라 체온 보호를 위해 필요했던 살의 양이 줄어드니까. 건강한 장기들은 적당량의 살로도 체온을 유지할 수 있기 때문이야. 추위와 더위 또한 덜 타기 때문에 심리적으로도 살을 유지하고자 하는 마음도 사라지기 때문이기도 해.

밥따로 하면서 되려 살이 찌는 분들도 있어. 평소에 차가운 것들을 많이 먹었는데 그걸 몸에서 해결을 못하니까 몸에 냉동고를 만들어서 쌓아둬버려. "냉적"이라고 부르기도 해. 그 냉동고의 문이 열리면서 몸이 차가워지니까 체온을 유지하기 위해서 그 부위에 살이 붙어. 냉적이 해소되면 사라지는 살들이니까 "좋은 변화"로 받아들여주라.

배가 부른데도 더 먹는 생물은 인간뿐이래. 몸과 마음이 만족스러운 배부름을 알게 해주는 식사법이 "입맛대로 밥따로"야. 실컷 먹어도 뽀송이들의 칼로리가 2,000이 넘어도 몸과 마음 가볍게 살아갈 수 있어.

요요가 왜 생긴다고 생각해? 만약에 하루 한 끼를 참고 두 끼를 먹어서 살을 뺐다면 다시 세 끼를 먹게 되면 안 먹던 시간에 먹었던 음식들을 활용할 줄을 모르는 거야. 몸이 선택이 아닌 적응을 해버린 거야. 끼니를 줄이더라도 오늘은 두 끼를 먹는다고 선택을 하면 다시 세 끼를 먹어도 큰 요요는 없어. 그저 오늘은 두 끼 먹은 거 해결하고 오늘은 세 끼 먹은 거 해결하고 이렇게 몸이 받아들이거든. 그러니 입맛을 존중하면서 몸이 선택하도록 배려해줘.

③ 모발 뿜뿜

●●●●● "입맛대로 밥따로"를 하면서 해야 효과가 있어. 정말 머리털이 나.

① 쥐눈이콩(서목태)를 사다가 깨끗하게 씻는다.
② 적당량을 적당한 물에 불린다.
③ 그 물 그대로 삶는다. 그러니 2번 물의 양을 잘 조절하면 시간을 절약할 수 있어.
④ 콩이 다 익었더라도 물이 사라질 때까지 조려준다. 두어 번 해보면서 2번 물의 양을 잘 맞춰주면 시간을 절약할 수 있어.
⑤ 한 수저 정도씩 소분해서 냉동보관을 해두고 아침마다 해동해서 먹는다. 2번의 적당량은 얼마 동안 얼만큼씩 먹을지에 따라 달라지는 거야.
⑥ 아침 공복에 꼭꼭 씹어먹는다. 점심 저녁 밥따로를 하고 있다면 아침밥이라고 여기면 돼. 아침을 먹는다면 식전용으로 생

각하고 아침밥은 아침밥대로 먹어. 콩을 먹고 아침 입맛이 달아난다면, 먹는 콩의 양을 줄이도록 해. 빈속에 콩만 먹어서 콩의 영양분을 잘 흡수하는 것이 중요해. 그렇지만 아침밥을 원래대로 먹는 것이 더 중요하니까, 콩을 많이 먹으려 하는 마음을 자제하도록! 일상에서 콩만 추가되는 거야. 일상을 보호해줘라.

⑦ 첫 달에는 아주 미세한 변화가 있어. 머리카락이 한 달에 1cm 정도 자라는데 그 전에 모근을 정비하는 시간이 필요하기 때문이야. 둘째 달부터는 모근이 자리 잡은 부위부터 머리카락이 자라나기 시작해. 눈에 보일 거야.

⑧ 강조하건대, 콩을 많이 먹어서 빠르고 많은 효과를 보려는 마음을 자제하자. 아침 밥맛은 유지할 수 있는 양이어야 하고, 먹는 양보다는 흡수 효율량을 높여서 몸이 서목태를 잘 사용하도록 해야 해.

⑨ 얼마나 많은 양을 먹느냐보다. 기본 입맛을 지키면서 먹는지가 정말 중요해. 입맛을 지킬 수 있는 만큼만 먹도록 해.

⑩ 서리태보다 서목태가 영양성분이 더 많아서 서목태를 추천하지만 집에 서리태가 있다면 서리태를 같은 방법으로 먹으면 되니까 있는 거 먼저 먹어. 아주 조금 천천히 가면 어떠냐.

⑪ 콩밥으로 먹으면 효과가 절감돼. 콩밥을 먹으면 다른 반찬들의 맛을 가리기 때문에 일상에도 영향을 주니까. 가급적이면 식전에 아침 밥맛을 보호하는 범위 내에서, 서목태는 반 수저

~한 수저 정도 먹고. 따로 먹기가 너무 불편하다면 하루 한 끼 정도만 콩밥으로 먹어. 콩밥으로 다른 음식들과 같이 먹으면 흡수율이 떨어지지만 조금 천천히 가면 어떠냐?

⑫ 정말로 머리털이 자라나. 모발 뿜뿜.

⑬ 밥따로 먹으면 자라난 머리가 버틸 수 있도록 영양공급도 잘 이뤄질 거야.

⑭ 영양분의 소화흡수와 활용이 뛰어나기 때문에 검은 머리카락만 나.

4
조미료

●●●●● 조미료에 대한 의견들이 분분한데, 결론은 조미료는 나쁘다야. 그렇지만 입맛에 맞다면 우선은 먹어야지. "입맛"대로 밥따로 먹다보면 차츰 그 맛이 구분이 되어가니 기다려봐. 맛없음을 알게 되면서 자연히 멀어지니까. "물 말아 밥"을 하면 같은 맛이지만, 밥따로를 하면 다른 맛이야. 몸이 엉뚱한 것을 먹고 있다고 말을 해준다.

조미료나 첨가물들은 왜 나쁠까? 뇌를 속이기 때문이야. 우리의 뇌에는 오랜 기간 동안 축적된 정보들이 있잖아. 어떤 색깔일 때 어떤 맛과 어떤 영양가가 있는지 배워왔잖아. 또 어떤 맛이 어떤 역할을 하는지도 익혔고 기억하고 있지. 단적인 예로 단맛은 가장 기본적인 에너지원으로 알고 있어. 그런데 아무런 영양가가 없는 단맛을 입에서 맞이했을 때, 뇌는 당연히 에너지원이 들어왔다는 것을 인지하고 사용할 준비를 하겠지. 그런데 몸에 들어온 단맛은 빈 깡통이라면, 실망을 해. 몸은 몇 번 정도는 더 속지만 그 이후에는 진짜 단맛이 들어와도 어떻게 써야 할지 준비를 하지 않아. 입맛을 불신해.

입맛의 불신은 일상의 불신으로 이어진다. 첨가향이 들어간 음식을 자주 먹은 아이들은 어른들의 말을 신뢰하지 않아. 미국의 어느 고등학교에서 탄산음료 자판기를 없애자 반년 만에 아이들의 다툼이 줄어들었다는 이야기가 있어. 일본은 학교 내에서 탄산음료 소비가 늘자 다툼이 늘기 시작했다고 해. 아주 일리가 있다고 생각해. 탄산음료에는 보통 가짜 맛과 향을 첨가하니까.

"입맛"대로 밥따로 먹으면서 먹고 싶은 음식들을 뽀송하게 먹고 마시고 싶은 음료들을 맛을 음미하면서 먹다보면 어느 날 몸이 알아. 나의 경우에는 콜라에서 비린 맛이 나더라. 맛이 없으니 가끔 먹기는 하지만 예전만큼 벌컥벌컥 마시는 것은 지양되고, 콜라 없이 햄버거를 더 먹거나, 감자튀김을 더 먹기도 해. 처음에 맛이 있던 음료들도 몇 번 이어가다 보면 맛이 없다는 것을 몸이 감지를 하고 "맛이 없다."며 마음에게 가르쳐 줘. 카페인이 필요하다고 일부러 마시고, 몸에 좋다고 일부러 마시면 몸은 다시 침묵해. 참는다.

조미료가 괜찮다. 나쁘다 몸에게 가르치지 말고, 밥따로 하면서 입맛대로 먹도록 해. 저절로 진짜 맛을 알게 될 테니.

❺ 채식하는 방법

●●●●● 식당에 갔는데 옆자리에서 정모가 진행 중이었어. 바로 옆이라 소리가 들리기에 들어보니 채식만 하는 분들이 모여서 식사 정모를 하고 계셨어. 몰골이 정말 말도 아니더라. 그 모습이 생각나서 "채식하는 방법"을 따로 적는다. 나 또한 채식을 긍정적으로 생각하는 사람이라 건강한 채식을 하시기를 바라. 채식만으로도 우리 몸은 충분히 건강할 수 있어.

우리 몸은 동물이고 채소는 식물이지. 식물을 동물이 먹었을 때 소화흡수율을 어떻게 높이는지를 관찰해봐. 소도 하루 종일 먹고, 토끼도 하루 종일 먹고, 염소도 하루 종일 먹는데 인간은 얼마나 먹어야 할까? 어떻게 먹어야 할까?

일반적인 채식을 하는 분들은 "채식의 반란"을 검색하면 많이 볼 수 있어. 보면서 참 안타깝더라. 저 좋은 채식이 길을 잃고 전

국민에게 뭇매를 맞았잖아. 밥따로가 대중화되었다면 저분들의 마음을 지켜드릴 수 있었을 텐데 엄청 두들겨 맞은 채로 끝나더라. 몰골이 말이 아닌 그 모습을 실제로도 보았으니, 뭐라 말해주고 싶었지만 지금도 이런데 그때도 밥따로는 이상한 식사법이라 전달이 어려웠기에 생각만 하고 말았어.

우선 우리는 무엇을 먹으면 위장에서 살균을 하고 단백질은 녹이고 소장으로 넘기지. 생채식을 하면 위장은 수분 때문에 살균작용이 힘들어져. 앞에서 말했듯이 위산은 일정한 농도를 만들어서 살균을 행하는데, 밥보다 수분이 많은 생채소와 생과일들은 어떻게 될까. 생채소 생과일을 많이 먹으면 위산을 많이 소비하게 돼. 생채소와 생과일은 거의 소독과 소화가 안 되고 흡수율 또한 저조해. 세포벽은 단백질이 아니라서 위산에 안 녹아서 고스란히 버려지기도 해. 살균처리하고 다량의 찌꺼기들을 내보내는 데 힘 다 쓰고 이래저래 결산해보면 얻는 것이 없어. 많이 먹으면 많이 먹는 만큼 손해가 생겨. 인간의 위장은 소와 달리 1번의 기회만 있기 때문에 소화 좀 시켜서 흡수할 만해지기 전에 똥이 된다. 몸이 냉하면 살이 찌고 더더욱 냉하면 아예 살이 빠져버리는데 그 과정을 거쳐서 몰골이 말이 아닌 상태가 되어가는 거야.

기본적으로 밥따로 식사법을 하되 곡식을 주식으로 하고 반찬으로는 숙채식의 비율을 높여서 먹으면 돼. 데치거나, 말려 나물로 먹거나, 발효시켜 김치류(물김치는 건더기만)로 만들어 먹고, 과일은 말리거나 열에 익혀서 먹어. 채소들을 한 방 먹여서 세포벽이라도 깨서 먹는 거야. 생채소와 생과일들은 일반적인 사람들의 적당량보다 적게 먹어야 해. 밥따로 식사법을 하면 맨밥에 무짠지만 먹고도 건강하게 잘 살 수 있고 채식을 하시는 분들도 많아. 그러나 어느 한 분도 맨밥에 많은 생채소를 반찬으로 식사를 하신다거나 비타민을 먹겠다고 생과일을 드시지 않으셔. 그래서 다들 건강하셨어.

지금의 인류가 계속 진화의 길을 걷는다면 결국 채식을 하고 소식을 할 거라고 생각해. 채식을 선택한 선한 마음들을 지지해. 건강하게 채식을 하며 행복하게 살아가시길 바라. 밥따로 먹으면서, 숙채식의 비율을 높이고, 곡식으로 에너지원을 충분히 섭취해주면 건강할 수 있어.

건강한 채식을 응원합니다.

6
풀 먹인 포도로 만든 포도즙

●●●●● 니어링 부부가 쓴 책들을 보면 농사에 대한 글이 간간이 나오는데, 기본적으로 채식을 하셨고 본인들이 직접 지은 농작물들을 드셨지. 농사에 거름을 넣는데 동물들의 똥을 거름으로 줬을 때와 낙엽과 같은 식물들의 똥(?)을 거름으로 줬을 때의 맛이 너무 달라서 동물 똥을 거름으로 먹은 농작물의 맛을 한 번 본 후로, 그다음해부터는 낙엽을 모아 식물 똥을 거름으로 줬다는 내용이 있어. 맛이 많이 다르다고 해. 그런가 보다 하고 넘겼어. 농사를 지어야 궁금증을 해소할 수 있을 테니 먼 훗날로 미뤘다.

모 카페에서 포도즙을 파는 글을 보고, 풀로만 거름을 줬다고 하시기에 니어링 부부가 떠오르더라. 과연 다를지 맛이 궁금해서 주문했어. 같은 시기에 유기농 포도즙인데 그마저도 포도 농사를 짓는 가족들만 먹는 걸 사오셨다면서 나눠 받은 포도즙이 있었는데 나름 맛있게 먹고 있었어. 가게에 파는 포도 주스보다는 훨씬 맛있었어.

풀 먹은 포도즙이 도착을 하고 한 포를 뜯어서 마셨는데, 목을 넘어가는 포도즙을 온몸이 빨아들이는 듯한 느낌을 받았다. 연거푸 두 포를 마시고 멈췄어. 그리고 유기농 포도즙을 다시 맛보니 맛이 없어서 버렸다. 두 포도즙의 급 차이는 양의 차이라기보다는 존재의 차이처럼 엄청난 거야. 마른 논에 물 들어가듯이 포도즙을 몸이 그렇게 신나게, 급히 챙겨가는 듯한 느낌이 혹시 내가 특이해서 그런가 싶어서 한 번 더 주문을 해서 나눠 먹었거든. 그런데 정말 다들 맛의 차이를 아시더라. "정말 맛있다." 이건 기본이고, 정말 몸에서 빨아들인다는 느낌도 몇 분 느끼시고.

풀로 만든 거름마저도 없이 물을 최소한으로만 주고 키운 토마토가 있어. 그 단맛은 정말 대단해. 식감도 대단해. 대단한 맛을 가진 포도즙과 토마토. 정말 맛있지만 몸의 체온을 낮추기에 정말 가끔 사먹는다. 포도즙은 "향유네"를 검색해보고 토마토는 "참거래농민장터"에서 이상철님 판매품을 찾아봐. 일 년 내내 살 수는 없고 수확하는 기간이 있어. 기다려서 먹어도 될 만큼 가치 있는 맛이야.

❼ 48개월 키운 소의 고기

●●●●● 예전에 48개월 키운 소고기를 공동구매하는 곳이 있었는데, 사료 대신에 볏짚과 풀을 주고 키운 소를 한 달에 한 마리를 공동구매해서 소를 잡는 날 동시에 배송해 준다더라고. 일반적인 소들이 18개월 키워서 잡거든. 포도즙처럼 그 맛이 궁금해서 구입을 했지. 나는 고기들 중에서는 그나마 돼지고기를 좋아하고 소고기는 진짜 맛을 모르겠어서 잘 먹지는 않아. 아예 안 먹지는 않았으니까 18개월 소고기와 48개월 소고기가 과연 맛이 다를까 싶은 의문을 풀기 위해서 샀어. 요리법이랄 게 있나. 제일 쉬운 걸로 무 넣고 간장 넣고 고기 넣고 끓였어. 그때도 밥따로를 간을 하고 있었지만 삶아서 국물까지 먹어보고 싶더라고. 소고기뭇국을 먹는데 기분이 좋더라. 몸에 땀이 쫙 나면서 힘이 났어. 뭐지 이게? 왜 이렇지? 한 달 뒤에 한 번 더 카드를 긁었어. 의문을 풀기 위해 기감이 있으신 분께 드렸어. 이걸 먹고 이러이러한 경험을 했는데 이 고기 왜 이런 거냐고 여쭤봤지. 고

기를 드시고 그분 답이 "고기가 한이 없다."고 하셨어. 충분히 살아서 한이 없다고. 옛날에 소고기가 약이 되고 보약이 되던 시절이 있었는데 이런 맛이었다고. 비유가 적합한지 싶기는 하는데 남들 60년 살 때 혼자 160년 살고 나면 그런 마음 들 것 같기도 해. "충분히 살았다." 그런 거. 현재는 판매하지 않고 있더라. 수지타산이 안 맞았거나, 소를 키우고 있거나 둘 중 하나겠지.

우리가 먹는 음식들은 우리 몸과 마음에 영향을 줘. 배부른데도 더 먹는 것들, 몸이 촉촉한데도 더 마시는 것들은 짐이 돼. 우리를 낳은 우주(?), 자연(?), 지구는 먹을 만큼 먹고 자라는 우리들을 인정해줘. 뭐 먹지 말아라, 뭐 먹어라 말들 많지만, 입맛 도는 거 그것이 나를 위해 지구가 내어주는 것들이라고 생각해. 뽀송하게 먹는 것은 맛있게 먹는 방법이기도 하지만, "적당히 먹는" 방법이기도 해. 밥따로 먹어야 몸에 득이 된다. 기쁘게 즐겁게 맛있게 먹는 음식들이 내 몸을 도와줘.

단, 발아된 것들은 별로래. 콩나물처럼 아예 나물로 만들 목적으로 키워낸 것들은 괜찮대. 싹은 내었지만 포기한 거래. 그런데 발아현미, 발아콩, 세작(녹차), 새끼 때 잡는 그런 것들은 한이 서려 있어서 먹지 말라고 하더라. 마음을 역지사지해봐, 얼마나 짜증이 날까. 실제로 먹으면 짜증이 나. 아니 키워줄 것처럼 하더니 고개 내밀자마자 잡아버리면 사기를 당한 건데 짜증이 안 나겠어?

그게 풀이든 고기든 말이야. 뭔가를 먹었을 때의 몸의 표현이랄까 그걸 듣게 되면 알 수 있어. 잘 먹고 기분도 좋아야 정상이야. 뭔가 기분이 이상하다면 식단을 관찰하고 찾아보면 금방 찾을 수 있을 거야. 보신은 그만 찾아다니고, 그냥 적당히 먹고 살자.

⑧ 수맥

●●●●● 지구는 커다란 자석이라 자기장을 내뿜어. 자석 실험을 해본 기억을 더듬어보면 철가루가 자석 주위로 무늬를 만들지. 빽빽하지 않고, 무늬를 가지고 결대로 듬성듬성하게 무늬가 생기잖아. 그 듬성한 곳이 우리가 수맥파로 오해하는 자리야. 듬성듬성한 곳에도 자기장이 조금은 존재해. 다만 양이 적을 뿐이야. 자잘한 단년생 풀이나 나물들에게는 충분한 양이지만 덩치가 큰 다년생 나무들에게는 부족한 양이야.

동판 같은 거 까는데 효과 있다고 그러지? 수맥을 막는 게 아니라, 피뢰침처럼 주위 자기장을 끌어오는 거야. 금속이 함유된 물감을 쓰는 달마 그림들도 비슷한 역할을 해. 부적에 사용하는 경면주사 또한 광물로 만들어지고. 오래된 화석도 효과가 있어. 물감으로 그린 달마나 부적들은 효과 없어. 그리고 부족할 때 사용하는 것은 이롭지만, 과할 수도 있다는 걸 염두에 둬야 해. 그래서 좋은 땅이라도 누군가는 힘들기도 하다더라.

지구가 자전과 공전을 하면서 움직이고 맨틀이라는 물렁한 암석들이 움직이고 있기 때문에 자기장도 움직여. 수맥이 지난다고 오해 받고 있는, 자기장의 빈틈이 있는 곳에서는 큰 나무들은 죽고 단년생 나물들이 자라지. 덩치 큰 것들이 많은 양의 자기장을 요하고 자잘한 것들은 약간의 자기로도 충분하니까. 시간이 흘러 자기장이 움직이면, 큰 나무가 자라고 나무 아래에서 빛을 못 받아서 자잘한 풀들이 죽어. 숲이 이렇게 순환을 한다. 숲 밖에서 숲을 보면 자기장이 춤을 춰주기 때문에 나무도 자라고 죽고 풀도 죽고 자라고 숲이 춤을 출 수 있는 거야.

가로수로 심은 나무들 죽는 곳은 조금만 옆으로 옮겨 심어주면 살아. 간격을 융통성 있게 조절해서 조금만 옮겨줘도 살 수 있어. 자기장의 빈틈이 넓은 곳도 가끔 있어서 그 간격이 커야 하는 곳도 있는데. 그런 곳에는 단년생 식물들을 심으면 되지 뭐.

"수맥 지난다는 자리 파면 정말 물이 나오던데?"라고 반문하겠지? 자기장의 빈틈에 있는 다년생 큰 생물들이 영향을 받듯이 커다란 바위들도 영향을 받아. 응집된 물건들은 큰 나무처럼 그 모습을 유지하는 것 자체로도 자기장을 공급받고 있는 것이라서 영향을 받아. 자기장 공급이 적은 곳에 응집력이 저하되면 틈이 생기고, 그 틈에 유동적인 물이 스며서 고이고 흐르는 거야. 빈틈이 된 지 얼마 안 된 곳은 아무리 깊게 파도 물 없다.

수맥파가 있는 것이 아니라 자기장의 틈이 있는 거야.

인간의 몸으로 와서, 자기장의 빈틈에 위치하는 몸은 아프다. 인간은 몇 년씩 살아가는 생물이니까. 아파트는 같은 호수 같은 방 같은 위치에 먹고 자고 하는 사람들이 다 영향을 받는다. 그러나 또 자기장의 모양이 바뀌기도 하니까 늘 그렇다고는 못해.

재미있는 건 어린이들은 감이 있어서 잠이 들면 구르고 구르면서 빈틈을 피해서 자기장이 충분한 곳에서 잠들어. 그래서 침대보다는 넓은 바닥에 재우면 제일 자기장이 충분한 곳까지 굴러가서 잔다. 거실에서 자는 아기들 구르다가 꼭 같은 자리에 멈춰서 잠잔다고 해. 내버려둬야 해. 그래서 아기들은 가급적 침대에 가둬서 재우지 말라고 하더라.

재미없는 건 어른들은 아플 때까지도, 결국 아파도 감이 없다는 거야. 게다가 몸이든 마음이든 아픈 사람은 안타깝게도 빈틈을 찾아서 앉고 서고 눕더라. 공원에 의자가 그렇게 많은데도 산에 바위며 풀숲이며 그리 많은데도 빈틈에서 죽은 나무등치나 빈틈 위에 위치한 의자에 앉는 거야. 공명하는 거지. 그래서 더 아파져.

웃긴 건 같은 자리에 아픈 사람이 서면 그냥 빈틈이지만, 빈틈이라도 건강한 사람이 서면 동판처럼 주위 자기장을 끌어다 쓰기 때문에 빈틈은 있으나 마나 멀쩡해. 수맥파(?)로 아주 박살이 난 마당에서도 그래. 공간이라는 것은 경계가 무한하기 때문에 건강한 사람이 끌어다 쓸 수 있는 범위는 무제한이야. 그래서 수맥 있다는 곳에 여럿 살아도 건강한 한둘은 멀쩡해.

지구 위에서 중력과 자기장의 영향을 받고 있는 우리 몸 또한 전기를 띠고 있잖아. 우리 몸을 어떻게 사용하느냐에 따라 무적이 될 수 있어. 당연히 "입맛"대로 밥따로를 하면서 건강하게 본인 속도대로 삶을 향유하면 빈틈 위에 살아도 주위 자기장을 끌어다 쓰니까 수맥 같은 거 신경 안 써도 돼.

큰 나무가 잘 자라고 있다고 자기장이 충분하다고 생각하면 안 돼. 나무들이 또 특징이 다르더라고. 자기장을 끌어 쓰는 나무들이 있어. "메타쉐콰이어" 얘네들은 자기장의 틈에서 그렇게 잘 자라더라. 우리 몸이 건강하다면야 좋은 풍경에 산책하기 좋은 길이지만, 우리의 공간이 찌글찌글하다면 나무에 밥 주는 거야. 나쁜 나무야. 낙우송은 비슷하게는 생겨 먹었지만 자기장이 충분한 곳에서 자라. 물을 좋아하는 버드나무나, 그늘 만들어주는 등나무도 자기장 틈에서 자라더라. 한여름에 그늘 아래에서 쉬는 건데 더 피곤할 수도 있대. 그러니 뭐든 그때그때 새롭게 생각하고 관찰하도록 해. 100%의 온전한 상식은 잘 없는 것 같아.

주워들으니까 전자파가 이로운 생물도 있다고 해. 뭐든 상대적인 거다! 자기장의 틈이 유용한 나무들도 있다는 거 기억해둬.

땅의 기운 잰다고 사용하는 도구인데 관룡자라고 있어. 너무 비싸서 사지는 않았지만. L-로드도 사용 못하는데 나한테 필요한가 싶기도 해서. 땅의 기운이라는 건 자기장이야. 각자에게 맞는 양이 다르니. 좋은 터든 그냥 그런 터든 건강하게 살면 나한테 필요한 만큼 충분히 사용할 수 있어. 끌어다 쓰면 되니까.

정리하자면 수맥, 지기, 혈 뭐시기들 땅에 관한 것들은 지구의 자기장이다. 그러니 자기장을 말하는 사람들을 신뢰하도록 해. 그리고 무엇보다도 스스로의 건강을 잘 키우자. 건강한 사람에게는 어느 자리든 좋은 자리니까 말이야.

9 생긴 대로 살기

●●●●● 나는 기감이 거의 없는 사람이라 기감 테스트 같은 거 해봤는데 손바닥을 넘어가지를 못하더라고. 온몸에 기감이 없대. 정말 내 몸은 목석 같은가봐. 당연히 L-로드도 다루지 못하는데, 쉽게 다루는 분들도 꽤 많아. 보통 수맥을 찾는 걸로 알았겠지만 지구 자기장의 빈틈을 찾는 용도야.

L-로드 좀 만지시는 분 댁에 놀러 갔다가 심심하기도 하여 집 구조나 바꾸자고 했어. 앞서 등장시켰던 내 동생네 집이야. 밥따로를 해서 하숙을 벗어나 자취를 시작했지. 집 구할 때도 지도 보고 괜찮다 싶어서 계약 전에 보여주러 데리고 갔었는데 방 전체가 자기장이 충만하더라고. 여하튼 놀러 가서 가구도 좀 옮겨보고 이것저것 하다가, 좌우 여닫이문을 뒤집자고 했어. 뒤집어서 바꾸면 부엌에서 방으로 들어오기가 더 편리하겠더라고. 문을 뒤집고 나서 검사해보고 싶어서 해봤는데, 분명 그 방 전체가 L-로드가 열

리는 방이었거든. 그런데 문을 뒤집고 나니 문 근처는 닫혀버리더라. 그래서 원래대로 다시 돌려놓았어.

물건을 용도에 맞게 사용하는 것이 자기장을 잘 흐르게 하나봐. 집 안을 정리하고 용도대로 물건을 사용하는 것이 공간을 평화롭게 한다는 걸 배운 날이었어. 풍수에서도 큰 집을 부셔서 작은 집을 만드는 건 괜찮은데 반대로 하면 흉가가 된다고 배웠거든. 원래 부여된 역할이랄까 그런 게 있는 건가 싶어. 용도를 변경하는 건 잘 생각해서 꼭 필요할 때만 하도록 해.

청소나 정리를 하면 좋은 일이 생기곤 하는 거. 내가 머무는 공간에게 가능성을 부여해주면 내가 함께하는 시간들에게도 가능성이 늘어나는 거란다. 설거짓거리가 가득하면 뭔가를 먹을 가능성이 줄어드는 거잖아. 내가 밥따로를 하면서 설거지를 틈틈이 해버린 건, 몸이 건강해지고 나다니고 행동의 가능성이 늘어나듯이, 내가 먹고자 하는 것에도 가능성이 열린 거야. 무심코 청소를 하는 것도 내 삶의 공간에도 가능성이 생겼다는 거고.

누구나 주어진 환경들이 있잖아. 어느 정도는 타고난 대로 살아줘야 한다고 생각해. 그래서 지금 누리고 있는 현실 내에서 밥따로 먹는 거고, 근무시간에 따라서 식사시간 다르게 먹는 거고, 내가 받은 유전자들에 따라서 조금 더 잘 먹는 거야. 다른 사람이 되려고 애쓰려 한다면 잠시 멈추고 호흡을 해. 그리고 스스로가 되어가기를 바라.

건강한 몸은 그만큼의 가능성과 기회를 불러들이는 것 같아.

⑩ 오 행

●●●●● 내 인생 그리 편한 인생 아니었기 때문에 무속인들을 만나러 다닌 만큼 사주팔자도 보러 다녔는데 참으로 맞는 곳이 없었어. 손금도 뻔한 소리, 관상도 뻔한 소리. 어느 지역 대표가 봐줘도 답이 없더라. 나의 마음이랄까, 내가 가진 기준에 신뢰가 가는 그런 풀이를 못 만나봤다. 다행이라면 다행이지. 나를 가르쳐주신 선생님은 명리학이 "통계학"이라고 적어도 51%는 넘는 통계학이라고 말해주시더라. 어떤 학문도 50%를 넘기는 학문은 없으니 신뢰할 만하다고. 오행은 말이 되는 것 같기도 한데 여덟 글자로 풀어낼 수 있는 가짓수가 한정적이다 보니 그 글자 안에서 또다시 오행을 찾고 결국에는 화자의 직관이 들어가야 해.

또 다른 어르신께서도 고백하시길, 나와 같은 고민을 오래 하셨는데 왜 같은 이름이 다르게 살고, 같은 사주도 다르게 살고, 같은 집에서도 다르게 살까 하는 것이었어. 같은 산소 같은 분의 후손들도 다르게 살고. 이름, 사주, 풍수 왜 사람들에게 다르게 적용될까. 물론 같은 조상 아래 같은 이름 같은 사주는 없으니까 종합해서 보면 논리가 있을 수도 있겠다 싶지만, 어르신은 "건강"에서 답을 찾으셨다고 해. 아픈 사람은 운이 지나치고 건강한 사람은 운이 머문다고 말이야. 전적으로 동의한다. 건강하면 수맥도 이겨먹는데 뭘.

우연히 읽은 부도지에서 내 마음에 드는 답을 만났어. 고등학생이 번역한 부도지가 있어. 네이버 카페에 가입해서 직거래로 구매해서 보도록 해. 학자들이 풀이한 것보다 낫더라. 사람이 많이 배울수록 틀이라는 게 생기잖아. 학생이 번역해서인지 그런 틀이 거의 없고 그래서인지 재미있더라. 부도지는 우리나라의 탄생부터 설명하는 고조선 이전에 관한 역사를 이야기해주는 책이야. 야사처럼 딱히 인정받고 있는 역사서는 아닌데 나는 재미있게 읽었어.

옛날에는 오행이 없었대. 다민족 국가였던 고조선이 해체되면서 가장 큰 권력을 잡은 중국이 기존 고조선의 지도부와의 차별성을 주기 위해 사행에 금을 추가해서 오행을 만들고 양력에 음력을 추가했다고 하더라. 그러다 중국이 힘이 강해지자 조선은 본래의 것을 아예 잃고 중국 것을 수입해서 쓰게 된 거지. 오랜 시간을 거쳐 엄청난 통계를 축적해서 겨우 명맥을 이어가고 있는 거야. 음력도 어르신들은 생일 하면 으레 음력 생일을 말하시지? 음력은 달력으로 쓰기에는 불편한 것이 많은 데다가 한 해를 맞추지 못해서 윤달까지 있어. 달력으로 사용하기 너무 불편해. 오방색이라고 있는데 그중에 금은 흰색을 담당하는데, 흰색은 색이 아니라 "투명" 그 자체야. 금이 공기잖아, 공기에 색이 있나? 여하튼 그렇다고 하더라.

밥따로는 양력인 24절기를 24시간에 넣은 거야. 서양의 점성학은 여러 나라에서 전해지고 있는데 4가지로 기질을 본다. 별자리도 4가지 기질로 나눠. 황제내경이라고 한의학의 시조 같은 게 있는데 우리 몸은 육장육부래. 손가락 발가락 다섯 개씩은 맞는데 이게 인간사에 적용되기는 좀 힘든 일이라는 거지. 통계를 믿든지 말든지는 알아서 하도록 하고.

만약 부도지가 맞다면, 오행으로 해석하는 사주, 이름, 풍수, 궁합, 음력으로 찾는 이사, 길일 이런 것들은 출발점부터 오류가 있다고 볼 수 있어. 오랜 기간 해석들이 모아지다 보니, 그나마 통계에 불과한 것이 학문이라는 옷을 입은 거지. 하나 더 증거를 대자면 명리학은 너무 어려워. 너무 어렵다는 건 글쓴이들도 잘 모른다는 거야. 제대로 아는 사람이 없는데 왜 믿어야 해?

획수를 세어서 이름에다가 잣대를 들이대지? 한자가 처음 사용

될 때 "ㅁ"은 "ㅇ"였다고 해. "ㅁ"은 중국산. 네모 그리는 데 3획인데 동그라미 그리는 데는 1회이잖아. 그럼 2의 오차가 생긴다. 그러니 뭐든 통계야. 그럴 수도 있지만 그렇지 않을 수도 있는 거. 모든 잣대와 기준들을 스스로에게 가져오도록 해.

이런 것들의 맞고 틀림이 과연 "입맛"대로 밥따로를 하는 것보다 확률이 높을까? 100명의 사주팔자를 보고 그대로 사는지 맞추는 것보다 밥따로를 해서 건강을 찾을 확률이 높다고 생각한다. 몇 천 년이 되었건 아닌 건 아닌 거야.

관상은 표정을 담고 있기 때문에 내가 일상을 대하는 방식이라서 어느 정도 일리가 있다고 봐. 건강해져서 속이 편해지면 표정이 달라져. 관상은 쉽게 좋아질 수 있어.

나를 알고 싶다면 건강한 몸과 마음을 먼저 구비하고. 건강한 눈으로 스스로를 관찰하면 되지 통계들을 기준 삼아서 자신의 길을 찾는 건 재미로만 하자. 입맛대로 먹고 살 듯이 마음 가는 대로 먹고 살자.

⑪ 귀신 이야기

●●●●● 내 옆에 꼬마가 붙어 다닌다고 말해주신 분이 계셨다. 그 시절에 "공명"이라는 화두를 풀었던 터라 그 꼬마가 내 것이 아니라 본인의 것이라고 말씀드렸어. 당연히 기감도 없는 나의 말을 귓등으로 들으셨지. 그분이 정말 고맙게도 밥따로를 해주셨는데, 특별히 아픈 곳도 없던 몸은 차근차근 더 건강해지셨어. 그동안 몸에 쌓여있던 것들이 명현으로 하나씩 정리가 되어갔지. 어느 날 꿈을 꾸셨는데 그 꼬마가 춤을 추면서 본인 몸으로 들어오는 꿈이었다고 해. 꼬마가 자리 잡은 곳은 내 예상대로 아주 오래전에 다쳤던 곳이었어. 병원 기준에서는 다 나은 것이었지만, 몸에는 정리가 덜 되어서 잔존해 있었던 거야. 당연히 그날 이후 내 곁에 있던 꼬마는 더 이상 안 보이더래.

머리카락을 자르고, 손톱을 정리하듯이 마음도 일부를 정리하고 잃어버리곤 해. 내 몸의 공간은 어떤 물리적, 정신적 강한 충격으로 모양이 틀어질 수 있어. 틀어진 공간에 머물 수 없는 마음은 몸을 떠난다. 아예 떠나버리거나 근처를 맴돌기도 해. 그리고 몸이 정리가 되면 다시 몸으로 돌아와. 몸과 하나가 되어 조화를 이루고 제대로 된 모양을 잡고 어우러져 살아가.

　유명하다는 곳 제법 찾아가 봤어. 유명하지 않아도 들어가 보기도 했고. 혼란스러운 상황에 아무 답이나 남이 말하는 것에 책임을 전가하고 기대고 싶은 시절에, 내가 전혀 모르는 일들을 가르쳐 주기도 했고 내가 알 수도 없었던 일들을 말해주기도 했어. 그런데 지나고 보면 다들 나쁜 사람들이었어. 이야기들은 흥미로웠지만 현실적으로 내게 별 도움은 되지 못했거든. 이렇게 글 하나를 쓸 수 있게 도와준 건 있네. 어쩌면 다들 나쁜 사람이라기보다 "아픈 사람들"이었던 것 같아. 수맥이라는 자기장의 틈 위에 살거나, 술을 마시고, 담배를 피우면서 몸을 학대하거나, 살이 쪄서 몸을 가누기 힘들거나, 여러 약을 먹으면서 버티고, 고단한 일을 겪고 몸과 마음이 힘들어서 그 일을 택하게 되어 그 일을 참고 인내하며 하거나. 건강하다 싶은 생기 있는 분은 못 뵈었네. 그나마 터가 좋고 주위에 나무들이 다 살아있는 집에 사시는 할머니는 한 분 뵈었어. 남들과 많이 다르시더라.

　공명이란 쉬운 거야. 인간은 보고 싶은 것을 보고, 듣고 싶은 것을 들어. 원래의 자연스러운 몸은 모든 것이 보여지는 것이고, 모든 것이 들려지는 것인데. 몸에 마음을 실어버리면 골라서 보고 골라서 듣게 돼. 아픈 사람들은 아픈 것에 공명한다. 최선을 다해서 나의 미래를 봐주고자 하지만, 나의 엄청 다양한 길들 중에서 힘든 길을 골라서 알려줘. 산을 오르고 싶을 때 몇 걸음만 더 가면 곤돌라를 타고 오를 수 있는데. 산길이나 그나마 임도를 알려주지. 그 정도는 동전을 던져도 알 수 있는 거야. 이러나저러나 산을 오를 생각이라면 동전을 던져서 산길을 가든 임도를 가든 뭐 어느 날은 곤돌라를 고를 수도 있잖아. 물론 산길에서 볼 수 있는 것들이 있으니 곤돌라 산길이나 같은 가치를 가지고 있다는 건 알아둬. 내가 산길을 걸었기 때문에 이렇게 글을 쓸 수 있었겠다고 생각해.

만약 이 글을 보시고 공감하신다면 본인 몸을 먼저 챙기시길. 입맛대로 드시고 밥따로를 하시길. 그리고 좋은 길을 알려주시길 바라. 하늘과 인간을 잇는 그 대단한 일을 스스로를 지키면서 해야 해. 신이 떠나는 것이 아니라 아픈 거거든. 신은 내려온 것이 아니라 발현된 것이고.

이 글을 보고도 누군가에게 스스로를 묻고 답을 얻고 싶다면 우선 본인의 건강을 챙기고 본인보다 건강한 분께 답을 묻길 바란다. 입맛을 알고 양을 가늠해서 먹을 수 있다면 어떤 것의 영매가 될지도 고를 수 있어. 영매라는 건 다른 사람들의 뜻을 잇는다는 거야. 칼춤 추는 거 아니다. 나는 다른 차원이 보인다거나, 예지력 있는 꿈을 꾼다거나, 기감이 있다거나 모두 아니야. 이 글을 적으면서 많은 분들을 생각해. 그리고 힘을 보태라고 요구해. 물론 꿈에 나오지도 않을 뿐더러, 힘을 주는 건지 마는 건지는 모르겠다.

얼마 전에 영화 "마리 퀴리"를 보면서 이런 생각이 들었어. 결국 인류에게 해로운 것을 발견해줬다는 생각을 죽기 전에 했다면 그 후회 나를 통해 해소하라고. 이 책은 사람 살리려고 쓰는 것이니 당신들이 죽게 한 만큼 이 책으로 살리게 하라고 요구했어. 쓰고 보니 코미디네. 전태일 평전을 읽으면서도 요구한다. 당신이 바라던 일을 이 책으로도 조금 할 수 있다. 당신이 살리려던 노동자가 이 책을 읽고 건강해질 수 있다. 그 힘으로 스스로 권리를 찾아갈 것이다. 그러니 힘을 보태라고. 산지니에게도 요구한다. 당신이 꿈꾸던 세상을 나도 원하니 힘을 보태라고.

초능력은 없어. 뜻을 잇고 싶은 분들과 공명하면 돼. 좋은 노래를 듣고 후렴구를 흥얼거리는 것과 같아. 인디언 기우제라고 들어봤어? 기우제를 비가 올 때까지 지내는 거라고들 알고 있을 텐데, 실제 인디언 기우제를 지내는 사람들은 비가 왔을 때의 기쁨을 춤을 추면서 즐긴대. 그러면 며칠 내로 꼭 비가 내린대. 시크릿 한참 유행했었지? 이뤄졌다고 생각하면서 행복하게 지내면 그게 이뤄지잖아. 공명이야. 원하는 게 있으면 그게 나만 좋은 것인지 모두에게 좋은 것인지 생각해봐. 모두에게 좋은 것만이 가치가 있어. 그리고 그게 이뤄졌을 때의 기쁨으로 일상을 살아가면 그게 이뤄지는 거야. 내가 노래를 부르고 있으면 누군가 손뼉을 치고 춤을 추고 모두가 행복해지는 것처럼. 그런 노래를 불러야 해.

인간은 두 사람이 같을 확률이 거의 없대. 유전으로 나타나는 것들이 많지. 우리 몸에는 조상의 영향을 몇 명이나 받을까? 부모님 조부모님 올라가서 10대만 가도 거의 이천 명 가까이 되고 몇 대만 더 올라가도 금방 억이 돼. 그만큼의 특징이 지금 사용하는 그 몸에 있어. 기본적으로 신을 받았다는 건 아프다는 거야. 이번 생에 하고자 하는 것들을 선택할 수도 있는데 아프니까 내 몸에 저장된 어떤 것들이 발현되는 거야. 뭔가를 본다는 건 공간이 찌그러져 있다는 거. 인간은 삼차원에서 그저 가시광선 내의 것들을 볼 수 있는 눈을 가졌을 뿐이야. 그걸 넘어서는 공간을 보는 눈은 물론 누구나 가질 수 있지만 준비되지도 않은 자들이 보는 건 그 사람의 공간이 찌그러져 있다는 거야. 흠 있는 안경을 쓰고 보는 것과 같다. 제대로 보는 사람은 최소한 반지름 2m 정도의 공간을 의식하면서 건강하고 행복하게 살아가는 사람이 된 후에야 가능한 거야. 그러니 스스로를 더 믿도록 해. 둥글고 유연한 공간을 가진 사람들을 스스로도 보호하지만 다른 사람들도 행복하길 진심으로 바라.

공간을 보는 눈은 무한으로 성장 가능한 내 공간을 내가 충분히 의식하고 건강하게 만족하면서 행복하게 살고 있을 때 저절로 갖게 된다. 감기나 걸리는 사람들 말은 무시해. 나도 감기 걸려. 그러니까 내 책도 맘대로 읽도록 해. 다 믿지는 마. 하하하하하.

⓬
뭔가 고민이 있을 때
몸과 의논하는 방법

●●●●● "입맛"대로 밥따로 먹으면서 어느 정도 "몸과 소통이 좀 된다." 싶은 때부터 가능해. 입맛대로 먹고 싶은 거 가려가면서 뽀송하게 먹이고 있을 때 가능하다고. 물시간에 한 모금씩 양을 가늠해서 마셔주고 있을 때 가능하다. 나에게 이롭게 본능을 활용하는 방법이랄까. 직감? 뭐 그런 거라고 생각해도 좋아.

예를 들어, 내가 영화를 예매했는데 볼지 안 볼지 고민이 된다면 - 당연히 출발하면 볼 수 있는 시간 내에만 할 수 있는 거다!! 현실적으로 가는 것과 가지 않는 것 중에 선택이 가능한 경우에만 해야 해. 욕심은 금물. 영화시간이 지났거나, 휴대폰 배터리가 없어서 취소 못하는 경우거나, 잊었거나 이런 경우는 벌써 결정이 난 거니까 안 된다. 선택권이 존재하고 자유의지를 발현할 수 있는 경우에만 할 수 있어.

모세가 홍해를 여는 이야기 알지? 그걸 예전에 텔레비전에서 코미디로 만들어서 방영한 적이 있어. 모세가 바다 앞에서 바다를 갈라달라고 하는데 바다가 좌우로 열려야 되는데 앞뒤로 열려서 로마군에게 다 잡혔어. 의논은 구체적으로 세세하게 하도록 해. 막연하게 주고받는 의논은 엉뚱한 답을 얻기도 한단다. "땡땡 영화를 오늘 2시에 보러 가는 것이 나에게 이로운가?" 이렇게.

① 편히 눕는다. 옆으로 눕든 바로 눕든 입맛대로~ 편히 앉아도 좋다. 현재 상황에 맞는 가장 편한 몸으로 쉰다.
② 몸을 관찰한다. 중간에 전화가 온다거나 하면 다시 처음부터 시작한다. 머리부터 발끝까지. 팔 손가락 발가락 머리카락 손톱 얼굴 발바닥~ 뭐 역시 입맛대로 관찰한다. 더 편할 필요가 있다고 생각되는 부분은 바꿔도 된다. 베개 높낮이를 고치거나 무릎 받침을 활용하거나 다시 일어섰다가 앉아보거나 다 가능하다.
③ 몸이 충분히 편하다고 생각될 때 시작한다.
④ 영화를 보러 가는 것이 이로울지 몸에게 묻는다. 긍정어로 물어야 한다. 몸과 지금껏 소통한 방법이 입맛에 대한 긍정이었기 때문이다. 입에 맛있는 것을 충분히 먹어주는 시간들이었으니 말이다. "이 영화 볼까? 이 영화 재미있을까? 이 영화에서 내가 얻을 게 있을까?"
⑤ 몸이 그냥 누운 채로 있고 싶다거나 그냥 앉아있고 싶을 때는

오늘 그 영화는 아닌 거다. 재미가 없거나, 가는 길에 비 오거나 다른 날 다른 기회가 있다.
⑥ 몸이 깨는 느낌이 있는데 움직여지는 거다. 얻을 게 있는 영화다. 처음에는 미세한 차이로 알아 긴가민가할 테지만 밥따로의 기간이 길어질수록, 입맛과 양을 몸의 의견을 충분히 따라가 줄수록 쉽게 알아챌 만큼 관찰할 수 있게 된다.

할지 말지 고민되는 일이라던가, 만날지 말지 헷갈리는 사람이라던가, 한날한시에 겹친 두 가지 일 중에 한 가지를 택해야 한다거나 어떤 상황에서든 사용할 수 있어. 장기적으로 멀리 봤을 때 최선의 것을 몸이 말해줄 거야. 기회비용 대비 최선의 것을 가르쳐 준다.

타인의 권리를 빼앗는 것이나 일확천금 이런 데는 당연히 안 먹혀. 몸은 맛있는 것에 군침이 돌듯이, 옳은 것에 반응해. 몸은 마음의 행복을 진심으로 바라는 진솔한 벗이야.

⑬ 선 택

●●●●● 가장 쉬운 방법은 동전을 던진다거나 휴대폰 스톱워치 홀수, 짝수를 정해서 그대로 하는 거야. 누군지는 잊었는데, 유명한 지휘자 인터뷰 내용 중에 이런 게 있었거든. 기자가 공연을 해야 할지 고민이 되는 상황에서 어떤 방법으로 결정을 하느냐고 물었어. 지휘자는 동전을 꺼내서 보여주면서 동전으로 결정을 한다고 말을 해. 기자는 동전을 정말 잘 던지셨나 보다. 그래서 이렇게 세계적으로 유명한 지휘자가 되셨나 보다라고 말을 해. 지휘자는 돌아봤을 때 성공한 공연과 아닌 공연은 반반 정도였다고 말하지. 기자는 50%의 확률로 이 위치까지 올 수 있었냐고 다시 물어. 지휘자는 말해. 결론적으로 실패한 공연이었든지, 성공한 공연이었든지 공연마다 늘 최선을 다했다고.

늘 최선을 다하는 하루하루는 소소한 과정의 결과물들을 웃도는 것 같아. 그래서 내가 오늘 이 영화를 본다면 재미있게 의미를 찾으면서 보면 되는 거고. 오늘은 아니라면 같은 시간 동안 선택한 다른 것을 열심히 하면 되지. 낮잠을 더 자버리더라도 열심히 자고 개운하게 일어나면 되는 거야. 당장의 선택에 따른 결과물들에게 점수를 매기는 대신에 나중에 우리들의 삶이 여러 번 이어졌을 때 좋은 일부분이 되도록 지나치도록 해.

조금 다른 얘기 더 해줄게. 별똥별에 소원 비는 방법 알고 있어? 별이 떨어지고 어쩌고저쩌고 부탁하는 거 아니래. 별이 떨어지는 동안 빌어야 하는 거래. 그래야 이뤄진대. 별똥별 떨어지는 거 보고 나서 뭐 빌지? 뭘 원하지? 생각해내 봐야 늦었어. 별이 떨어지면서, 네가 늘 생각하고 있던 그것. 별이 떨어지는 그 순간에도 생각하고 있는 그것을 들으면 이뤄준대.

14 말 잘하기

●●●●● 밥따로도 "밥시간에 물을 못 먹는다."고 하면 짧게 끝나버려. "밥시간에 밥 먹고 물시간에 물을 마신다."고 하면 오래 해. 이 두 문장의 맛의 차이를 아는 사람들은 이 글을 이해할 수 있을 거야. 맛소금도 짜고 죽염도 짜지만 몸이 무엇을 원하는지 혀가 알아채 줘야 해. 꿀도 달고 설탕도 달지만 뭘 먹고 싶은지 혀가 골라. 짜다, 달다를 넘어서 "어떤"이 붙는데 밥따로도 결국은 "어떻게"를 식사에 접목한 거잖아.

욕먹으면 오래 산다는 말 알지. 그 말 맞는 말이야. 나쁜 사람에게는 욕이 좋은 밥이 되어준다. 그러니 함부로 욕을 하면 본의 아니게 도움을 주는 꼴이 돼. 내가 만들어낸 소리는 내 입과 연결된 귀에 가장 먼저 도착하고 내 귀에 가장 크게 들려. 뇌에서 정리되기에는 적당한 내 목소리나 들리는 소리나 적당한 크기로 비슷하다 생각되지만, 실제로는 가장 가까운 곳에서 시작된 내 목소리가 가장 강하게 고막을 흔들어. 우리 몸은 세세하게 이어져 있고 그 울림은 미세하게나마 온몸을 울린다. 열 번 나쁜 말을 들어도 나의 좋은 말 한 번이면 상쇄된대.

내가 좋은 사람이라면 좋은 소리에 공명하여 약이 되고 내가 나쁜 사람이라면 욕을 해야 그나마 수명을 연장할 수 있어. 좋은 말에 공명하는 몸은 내가 뱉은 나쁜 말에 아파. 그야말로 양날의 검이 "말"이야.

밥따로를 하면서 마음이 마음대로 되는 사람들은 좋은 분들이라고 생각해. 내 몸을 존중할 수 있는 사람은 남도 존중하는 분이시고 나아가 생명을 존중하는 분들이시니까. 적당히 필요한 만큼 드시니까 먹히는 식물들도 고기들도 양해를 하잖아. 먹히고 나면 몸을 도우려고 소화 잘 되고 흡수 잘 되고 활용 잘 돼. 같은 밥과 반찬을 먹어도 밥따로 하는 몸에 들어온 것들은 최선을 다하고 미련까지도 모두 챙겨서 나간다.

나는 그냥 아무거나 읽는데, 워낙에 말을 잘 안 듣는 사람이라 뭘 배우러 가도 배우고 싶은 대로 배웠어. 그래서 이 글을 읽는 분들도 그러하시기를 바란다는 당부를 하고 맘대로 적어본다. 다양한 책에서 다양한 사람들에게서 배웠는데 문맥과 말투를 보면 진단이 나와. "내가 깨달았으나 공유하고 싶지는 않으나 내가 안다는 것은 표현하고 싶다." 유치하지. 이런 분들은 부정어를 사용해. 욕심의 발현이야. "밥시간에 물 드시지 말고 밥 드세요." 이렇게 표현한다면 지식에 대한 욕심이야. 본인도 모를 만큼 습관적으로 발현되는 본능적인 욕심이랄까 핵심을 숨겨. 진심으로 상대방이 밥따로를 하기를 원하지 않아. 알려는 줬으니 나는 떳떳하고 내 책임은 넘어갔고 하든 말든 맘대로지만 안 하기를 바란다는 거지.

"밥시간에 밥 드시고 물시간에 물 드세요."라고 표현하는 것은 진심이야. 십계명에 뭐뭐 하지 마라 많다. 욕심 많은 제자들이 쓴 거지. 예수님은 진심으로 다 가르치셨을 텐데 "사랑하라"고 가르치신 것을 간음하지 말라고 되가르치는 것은 제자들의 욕심이라고 생각해. 부처님은 "모두 하나"라고 가르치셨을 텐데 분별심을 가지지 말라고 가르치는 것은 제자들의 욕심이지. 공자님은 "마음대로 해도 법규 안에서 자유롭다."라고 가르치셨을 텐데 유교는 뭐도 하지 마! 뭐도 하지 마! 모두 스승을 등에 업고 잘난 티 내고 싶은 제자들의 욕심의 발현이야.

① 공복에는 밥부터 먹어야 한다.
② 밥시간에는 밥과 마른 반찬을 먹고, 물시간에는 물을 마신다.
③ 식후 2시간 후에 물을 마신다.
④ 물을 마시고 2시간 후에 밥을 먹는다.
⑤ 고체는 밥시간에 액체는 물시간에 먹고 마신다.

⑥ 22시까지만 먹고 마실 수 있다.

모든 인간은 욕심이 있어. 공복에 물 마시지 마라, 밥시간에 물 마시지 마라, 22시 이후에는 먹지 마라. 이런 표현에서 나는 욕심을 봐. 어감의 차이가 보여. 밥따로가 세상에 나온 지 30년이 넘도록 사이비로 대접받은 이유라고 생각해. 그 외에도 많은 지식들이 뒷방으로 밀려나는 이유고. 진정한 공유를 원하지 않는 그 마음을 들키지 않은 것일 뿐 다들 거짓이야. 그걸 몸이 본능적으로 알고 밀어내.

어떤 지식을 배우고 그것을 진정 공유하고 싶다면 길을 안내하는 긍정어를 사용해야 한다. 오른쪽 길과 왼쪽 길이 있을 때, "오른쪽 길로 가보세요, 왼쪽 길로 가보세요." 이 정도면 충분해. "오른쪽으로 가지 마세요, 왼쪽으로 가지 마세요, 오른쪽에 괴물이 있어요, 왼쪽은 낭떠러지입니다." 뭐 대부분의 선생들이 이렇게 가르치더라. 일종의 명예욕인 것 같아. 나를 우러르라는 거. 직사각형 넓이를 가르치면 ① 직사각형이 뭔지 가르쳐 주고 ② 가로와 세로의 위치를 알려주고 ③ 곱하기 하면 된다고 착착착 말해주면 되는데 갑자기 직사각형을 세모 두 개로 나눠. 그리고 삼각형의 넓이를 가르치고 그걸 합하라고 가르쳐. 그래야 어려워. 똑똑하고 운이 좋고 귀한 소수의 사람들만 할 수 있는 엄청 소중한 것을 배운 것처럼 느끼게끔 해.

문장을, 말을, 밥 먹을 때 입맛을 보듯이 맛을 보면 보일 거야. 배움을 밥 먹을 때 양을 가늠하듯이 나의 깜냥을 가늠해서 담으면 더 잘 보이고. 탈모 치료제를 만든 분들은 속으로는 계속 머리털이 탈모 치료를 받기를 원하고 있어. 발모 도움제를 만드셔야 발모가 되고 발모가 필요했던 사람들이 독립해나갈 수 있는데 말이야. 위염약은 위염을 살짝만 낫게 해. 위장약이라고 하면 더 도움이 된다.

말을 하기 전에 잠시 내가 하려는 말을 맛을 보고, 내가 좋아하는 맛으로 바꿔서 소리를 내면 된다. 생각이 나면 좋고 머릿속이 하얗다면 그때는 원래 하려던 말을 하고 말자.

"먹어도 날씬한 사람"
"22시까지만 먹는 거죠?"
"과일은 언제 먹나요?"
"제 식단은 괜찮은가요?"
"저는 왜 속도가 초속 5센티미터인가요?"
"발모가 될까요?"
"식도가 건강해질까요?"
"마음 편하고 싶어요."

이렇게 소리의 맛을 알면 쉽게 배울 수 있어.

여기에 더 하고 싶은 이야기가 있어. 몸이 아픈 사람은 겉으로 티가 나. 쉽다. 그런데 마음이 아픈 사람은 말에서 티가 나. 스스로를 비하하거나 남을 욕하는 사람은 자기장의 빈틈에서. 소리를 만들어서 내뱉는 순간 아픈 마음이 티가 나면서 빈틈을 찾아가고, 빈틈에서 살아간다. 좋은 자리에서도 스스로 빈틈을 만들어내기도 해.

내 입과 귀는 연결되어 있어서 내가 하는 소리는 남이 하는 소리의 10배의 힘이 있어. 듣기에는 비슷한 크기의 소리지만 실제로는 10배 차이가 있어. 욕을 듣더라도 카톡이나 문자로 싸울 것이지 소리내어 맞서면 스스로를 해하니까. 나를 위해서. 가급적 좋은 말을 소리내어 해야 한다. 나를 위해서.

밥 먹을 때도 "A는 먹지 말까?"보다는 "B를 먹어볼까?" 이렇게. 먹고 싶은 것, 마시고 싶은 것, "원하는 것"에 마음을 싣고 "이거 먹자."고 말을 해봐. 몸과 마음이 건강해질수록 자기장 빵빵한 곳을 찾아 머무르고 자기장 비실비실한 곳에서도 끌어다 쓰면서 뻔뻔하게 놀 수 있을 거야. 어느 자리에서도 건강하길 바란다.

⑮ 어깨 고치기

※ **준비물** : 가로로 긴 적당한 크기의 베개(무릎 아래를 받칠 쿠션), 책 3권, 수건 한 장

① 체온을 보호받을 만한 바닥이나 침대에 그냥 눕는다. 시간 걸리니까 미지근 따뜻 정도의 실내온도면 좋다.
② 호~ 흡을 몇 번 해본다. 호~ 입으로 내쉬고 흡! 코로 들이쉬고. 그냥 코로만 숨 쉬기를 해도 된다.
③ 책을 한 권 머릿밑에 놓고 수건으로 덮고 베고 눕는다.
④ 호~ 흡 몇 번 해본다.
⑤ 책을 두 권 머릿밑에 놓고 수건으로 덮고 베고 눕는다.
⑥ 호~ 흡 몇 번 해본다.
⑦ 2번, 4번, 6번 세 번의 호~ 흡을 비교해서 가장 편한 호흡이 되는 높이로 맞춘다. 셋 다 별로라면 남은 책 한 권을 더 사용

하여 비교해본다.

⑧ 목, 머리, 몸통, 오른다리, 왼다리, 오른팔, 왼팔 관찰하시고 무릎 밑에 베개를 받치는 게 편하다면 그렇게 한다

⑨ 손은 골반에 얹거나, 횡격막 근처에 얹거나, 바닥에 내리거나, 작은 베개를 받치거나, 입맛대로 하시면 된다.

⑩ 이제 어깨를 관찰한다. 팔을 내려놓든 뒤집든 한 입 맛보기를 해보신 분들은 하실 수 있다. 팔을 관찰하고 더 편하고 싶다면 한 입 맛보는 것처럼 조금씩 자리를 옮겨본다. 밥시간에 내가 좋아하는 입맛대로 먹는 것처럼 그 상황에 내 어깨가 좋아하는 입맛대로 가는 것이다. 어느 정도 맛있다는 생각이 드는 자리를 찾으면 이제 양껏 먹는 것처럼 양껏 머무른다. 그 자리에 있는 어깨를 관찰하면서 몸과 대화를 해본다. 그렇게 몇 분 하면 된다. 어깨가 본인이 가장 원하는 자리로 최선을 다해서 간다.

⑪ 얼마의 기간이 걸릴지는 일상에서 얼마만큼 입맛을 존중하고 있는가에 따라 달라진다.

⑫ 매 끼니마다 양과 메뉴가 달라지듯이 매번 하실 때마다 책 높이 팔 위치 이런 것들 다 달라진다. 당연히 같을 수도 있다.

교선운동법 급으로 몸이 풀려. 이렇듯 너무 쉽게. 교선운동이 힘든 사람들은 이걸 먼저 해봐. 어깨만 될까? 입맛대로 밥따로 위장만 고치던가? 온몸에 응용할 수 있어.

대화는 긍정어로만 할 때 도움이 돼.

아프냐? 나도 아프다. (×)
아프니까 청춘이다. (×)
그러게 테니스를 왜 쳐가지고! (×)
나이 먹어서 미안하다. (×)

어떻게 도와줄까? 팔을 조금 아래로 옮겨줄까? (○)
오늘은 10% 정도 편해진 것 같네. 고마우이~ ^^ 앞으로 잘 지내자. (○)
오늘부터는 설거지를 천천히 하마. (○)
오늘 김장을 하잖아. 도와주라~ (○)

16 개운하는 방법

●●●●● 말하기의 연장선이야. 실제로 단시간 내에 운이 들어오니 그걸 누릴 만큼 몸의 건강을 챙겨두자. 종교나 사상을 떠나서 오래도록 내려온 글들은 좋은 글들이야. 그 글을 전달하는 과정에서 사람의 욕심이 들어가서 다른 단어들로 가려진 경우가 많아. 그것들을 입맛대로 바꿔서 소리내어 읽으면 운이 좋아져. 몇 가지만 적어줄게.

책을 통해서 지혜를 배우고 이를 실천하면서 살면 즐겁다.
가슴을 터놓을 벗이 찾아오니 기쁘다.
내가 나를 알면 진정한 군자다.
산속의 지란은 늘 향기롭다.
책이 읽고 생각하면 즐겁다. 생각하고 책을 읽으면 고요해진다.
시를 읽으면 본성을 일으키고 예절로써 사람 노릇을 하고 음악으로 인격을 완성한다.

말을 달콤하게 하고 보기 좋게 표정을 짓는 사람들 가운데도 어진 사람이 있다.

알게 되면 좋아하게 되고, 좋아하게 되면 즐기게 된다.

인덕이 있는 사람은 이웃이 있어 더불어 살아간다.

세 사람이 길을 가면 그중에 나의 스승이 있다.

군자는 말보다 행동이 앞선다.

다른 사람의 선한 언행만 기억하라.

관재보살이 깊은 반야바라밀다를 행할 때, 오온이 공한 것을 비추어보고 온갖 고통 또한 공으로 여기느니라. 사리자여, 색이 공과 같고, 공이 색과 같으니, 색이 곧 공이고 공이 곧 색이다. 감각, 생각, 행동, 의식도 그러하니라. 사리자여, 모든 법의 공한 형태는 생겨난 듯하고 없어진 듯하며, 더러운 듯하고 깨끗한 듯하며, 늘어난 듯 줄어든 듯하느니라. 그러니 공 가운데에 실체가 있는 듯하여 감각, 생각, 행동, 의식이 있는 듯하며, 눈도 귀도 코도 혀도 몸도 의식도 색깔도 소리도 향기도 맛도 감촉도 법도 있는 듯하여, 눈의 경계와 의식의 경계까지도 있는 듯하다. 무명도 무명이 다함까지도 있는 듯하며, 늙고 죽음도 늙고 죽음이 다함까지도 있는 듯하고, 고집멸도도 지혜도 얻음도 있는 듯하느니라. 있는 듯한 까닭에 보리살타는 반야바라밀다를 의지하므로 마음에 흐를 때, 걸림을 비켜서 흐르니, 생각을 내려놓고 완전한 열반에 들어가며, 삼세의 모든 부처님들도 반야바라밀다에 의지하므로 최상의 깨달음을 얻느니라. 반야바라밀다는 가장 신비하고 밝은 주문이며 가장 높은 곳에서 하나라 모든 것을 품어주는 주문이니 평온함 안에서, 진실하게 얻어지는 것이 있음을 알지니라. 반야바라밀다 주문을 말하니 이러하니라. 가자가자 넘어가자, 모두 넘어가서 깨달음을 이루자. 가자가자 넘어가자, 모두 넘어가서 깨달음을 이루자. 가자가자 넘어가자, 모두 넘어가서 깨달음을 이루자.

심지는 원래 고요하니 자성의 정을 세우자. 심지는 원래 지혜로우니 자성의 혜를 세우자. 심지는 원래 바르니(옳으니) 자성의 계를 세우자. 신과 분과 의와 성을 행함으로써 믿음과 만족과 지혜를 쌓자. 고마움을 생활화하자. 자력으로 생활하자. 나의 배움을 함께 누리자. 모든 것에서 모든 사람에게서 배우자. 공익심 있는 사람이 되자.

소리에도 고요함을 유지하는 사자처럼, 그물을 지나치는 바람처럼, 진흙에도 맑게 피는 연꽃처럼, 무소의 뿔처럼 혼자서 가라.

일원은 마음과 마음이 공명하여 자리를 잡는다. 가물거리는 어떤 것이라 있는 듯 살아있는 듯하다. 천지, 부모, 동포, 법률의 본원이요, 제불, 조사, 범부, 중생의 성품으로 그 모양이 존재하는 듯하다. 사람의 시간으로 바라보면 살아지고 사라지고 살아지고 사라지고 우주의 시간으로 바라보면 있는 듯하다가 있다가 있는 듯하다가 있다. 사람과 자연과 우주는 공명한다. 진급으로 은혜를 같은 은혜로 만나거나, 은혜를 다른 모양의 은혜로 만나거나 은혜로운 무량세계를 전개하였나니, 우리 중생은 이 법신불 일원상을 체 받아서 심신을 원만하게 수호하는 공부를 하며, 사리를 원만하게 아는 공부를 하며, 심신을 원만하게 사용하는 공부를 지성으로 하여 진급이 되고 은혜를 입어가며 일원의 위력이 얻어지니 서원하고 일원의 체성에 합해지니 서원하라.

우리는 필요에 의해서 물건을 갖고 때로는 그 물건에 마음을 쓴다. 무엇인가를 갖는다는 것은 마음을 쓴다는 것이다. 많이 갖고 있으면 마음을 많이 쓰고 있다는 뜻이다. 낡은 옷을 벗고 나서야 새 옷을 입을 수 있다. 낡은 옷 위에 새 옷을 입으면 우스운 꼴이 된다. 모든 길과 소통하려면 모든 길에 마음을 열어두어야 한다. 무소유란 필요한 것만 갖는다는 뜻이다.

너에게 신은 나다. 나를 섬기라. 너의 하나님 여호와의 이름을 이치에 맞게 가리켜 말하라. 제칠일 안식일을 기억하여 거룩히 지켜라. 네 부모를 공경하라. 생명을 존중하라. 바른 사랑을 하라. 네가 가진 것에 만족하라. 네 이웃에 대해서 진실을 증거하라. 네 재물을 돌보고, 너의 사랑하는 아내를 더욱 사랑하라.

하나이신 천주를 만유 위에 공경하여 높이고, 천주의 거룩하신

이름을 불러 보람되고 실한 맹세를 발하고 주일을 지키고, 부모를 효도하고 공경하고, 사람의 생명을 존중하고, 아름다운 사랑을 하고, 네 것에 만족하고, 진실되게 행동하고, 네 아내를 더욱 사랑하고, 네가 가진 재물에 만족하라.

⑰ 아직도 아리송한 이야기

●●●●● 품종묘들은 유전병이 많아. 아는 집에 비염 걸린 품종묘 고양이가 있었는데, 잠시 내 친구가 맡아 기른다기에 밥따로를 시켜보라고 했어. 모임에서 강아지들도 사람따라 사료따로 물따로 줬더니 털에 윤기가 좌르륵 흐른다는 후기가 생각났기에 고양이도 될 것 같았기 때문이야. 역시나 고양이는 사흘이 지나자 비염이 거의 나았다는 후기를 들었어.

예전에 구제역으로 많은 가축들이 땅에 묻는 사건이 있었거든. 밥따로에서는 건의를 했다고 해. 소들을 사료따로 물따로 사흘만이라도 해보고 죽이든 살리든 하자고. 그런데, 혹시나 나쁜 결과가 나왔을 때, 책임질 사람이 없다는 이유로 공무원들은 받아들이지 않았고 많은 동물들이 그렇게 죽었어. 나는 동물들이 불쌍했어. 그래서 또 비상식적인 방법을 활용하시는 분께 물으러 갔다. 동물들은 억울하게 죽은 거고, 옛 동화들에서 사람이 소가 되기도 하고. 불교에는 축생이라는 말도 있고. 사람으로 태어나기도 하고 뭐 그런 얘기들이 있으니까. 또 이무기에 대한 전설이 하나 있는데. 천년을 묵은 이무기를 보고 동네 바보가 이무기를 "용"이라고 말을 하자 이무기가 용이 되어서 하늘로 올라갔다고 해. 승천한 용은 동네 바보에게 복을 내려줘서 바보는 행복하게 잘 살았대. 인정을 받는 것이 중요하다는 것과 말은 잘해야 하는 것이라는 교훈인 것 같지? 이런 여러 이유들로 내가 물어본 질문은 이거였어.

"다음에 사람으로 태어나게 해줄까?"

물론 나에게 그런 힘이 있다는 건 아니고. 동네 바보가 용이라고 말한 것처럼 내 말이 도움이 될 수 있을 수도 있다고 생각했고. 이왕이면 동물들을 죽인 만물의 영장이라는 사람으로 다시 태어나서 하고픈 대로 살아갔으면 좋겠다는 안타까움의 표현이었지. 그래서 당연히 "그렇다."는 답이 나올 거라고 예상하고 물었는데. 그런데. 아니래. 다시 소와 돼지로 태어나서 못다한 삶을 마저 살아가겠대. 가축의 태어난 목적이 식량이 되는 것이었기 때문에 그것을 마무리하고 다른 선택을 하겠다니. 다시 가축으로 태어나서 사람에게 먹히고 그렇게 한 생을 마무리하고 나서 다른 선택을 하겠다고.

해인사에서 발간한 책들 중에 윤회라는 책이 있어. 중고서점에서 7만원에 책을 샀는데, 한 달 후에 개정판이 2만원에 나와서 당황했다. 여하튼 지금은 쉽게 구할 수 있어. 인간의 윤회에 대해서 몇 가지로 나눠서 설명해준다. 그럴 수도 있겠다고 생각은 하지만, 믿지는 않아. 여하튼 이 책에서 말하길 윤회의 종류에는 크게 세 가지가 있는데, 예를 들어 구구단 2단을 배웠다면 다시 태어나서 ① 역할을 바꿔서 반대로 구구단 2단을 가르치기 위해서 ② 하던 것을 이어서 하고 싶으니까 3단을 더 배우기 위해 ③ 같은 역할을 또 하는 2단을 또 배우기 위해 이렇게 세 가지야. 그러나 인간의 자유의지는 이 세 가지를 초월할 수 있다고 해. 다시 태어나서 국어를 배우며 놀아도 된다는 거야.

일반적으로 우리가 아는 윤회는 거의 복수를 위한 역할 바꾸기를 하기 위해서 태어난다고 하잖아. 그 이유는 종교를 상품화하기 위해서는 두려움을 심어줘야 하기 때문인 것 같아. 윤회라는 것이 만약 있다면 자유의지의 존재를 인정하고 세 가지 종류로 나누는 윤회가 더 맞다고 생각해.

아직까지도 왜 동물들이 다시 소와 돼지로 태어나기를 원했는지 모르겠어. 나에게는 그 생을 바꿔줄 힘이 없어서? 각자의 자리가 있어서? 억울하지 않아서? 윤회처럼 길고 긴 시간들이 실제로 이어져 있고, 그 단계를 해결해야 다음이 있어서?

나 스스로 선택하고 행하는 자유의지의 발현은 나의 것이지만, 다른 사람들에 의한 변화는 나의 것이 아닌 걸까? 누군가를 돕기가 주저되기도 하고, 누군가의 도움을 청하기가 주저되기도 해. 좀 어려운 문제인 것 같아.

18 황지

●●●●● 낙동강 발원지는 강원도 태백에 있는 황지라는 연못이야. 일제 강점기 때 연못 주위로 우물을 여러 개 파봤지만 물이 나오는 곳은 없었다고 해. 정말 어디서 흘러 들어오는 물이 아니라, 깊은 땅속에서 솟아올라오는 물이라는 거야. 물은 한 곳에서 나오지만 연못은 지금보다 훨씬 넓었는데 땅으로 메워서 집을 짓고 살아서 지금의 크기가 되었단다.

가보면 발원지이긴 한데, 마시고 싶은 마음까지는 들지 않아. 예전에는 먹을 수 있을 만큼 깨끗한 물이었는데 대구에 섬유단지가 생기면서 물에 이끼가 끼기 시작해서 먹을 수 없는 물이 되었다고 해. 물이라는 건 위에서 아래로 흘러가잖아. 아랫물이 흐려졌는데 윗물이 흐려질 수가 있나. 뱀이 발가락을 물었는데도 독이 흐르고 흘러 심장을 멈추게 하는 것과 같은 이치라는 설명을 들었어. 물은 전체적으로 하나의 물이라고 생각할 수 있다는 거지.

인간의 정신이 진화를 하는 방향은 "남이 잘 되는 것이 나에게 이롭다."를 깨닫는 것이라고 해. 인류는 어쩌면 하나로 이어져 있을 수도 있어. 나의 아픔은 모두의 아픔이 되고, 나의 건강은 모두의 건강이 된다는 거야. 그 진화를 방해하는 건, 기준을 들이대면서 남과 나를 비교하면서 평가하는 것을 습관적으로 하는 거야. 상대방과 거리를 두고 남과 내가 다르다고 생각하는 거. 각자의 입맛을 가지고 각자 살아가면서 상대 또한 그렇게 살아가는 것이 당연해지면, 성장하는 상대방을 나에게 이로운 사람으로 여기기 수월해져.

인간의 진화를 응원한다.

19 건강의 궁극적인 도달점

●●●●● 해로운 것과 이로운 것은 결국은 같은 거야. 동전의 앞면처럼 숫자거나 그림이거나 같은 값을 가지잖아. 그저 상대적인 것일 뿐이고 그 중심에 내가 있을 뿐이야.

내 몸이 치우쳐 있는 만큼, 해로운 음식이 있고 이로운 음식이 있어. 그 기준을 미각으로 잡는다. 맛이 없는 물과 맛이 없는 밥이 맛있어지는 만큼 몸이 중심을 잡고 있다고 보면 돼. 또 반대로 인간이 음식에서 에너지원을 얻는 만큼 뭐든지 맛있게 먹는 몸이 중심을 잡고 있는 몸이야. 먹는 방법만 있을 뿐 양과 종류는 뭐든지 괜찮아. 물이 없는 곳에서 콜라를 마실 수도 있고 밥이 없는 곳에서 빵을 맛있게 먹을 수도 있어. 맛이 없는 것을 맛있게 먹거나, 모든 것을 맛있게 먹거나 같아. 어떤 방향으로 몸이 가는지는 사람마다 다르고, 한 방향으로만 갈 수도 있고, 왔다 갔다 할 수도 있고. 자연스러운 현상들이야. 최소한의 틀인 밥때로 먹는 것 외에 모든 문이 다 열려있다.

내 몸이 마음과 거리를 두고 있는 만큼 여러 생각들을 하게 되고, 몸과 마음의 거리가 가까울수록 생각 대신에 감정이 움직여. 생각으로 판단하는 대신에 호기심 같은 감정으로 사건들을 허용해버려. 그 기준을 호흡으로 잡으면 돼. 산이냐 건물 안이냐에 따라서 달라지는 호흡은, 내가 언제 어떻게 일하느냐에 따라 달라지는 밥시간 물시간과 같아. 내가 더 먹어서 위장이 폐의 공간을 일부 차지해서 호흡의 양을 달리하게 해서 나타나는 호흡의 변화는 내 몸과 마음의 거리의 달라짐이야. 소통이 되는 거리였다면 더 먹기 전에 멈췄을 테니까. 호흡이 느려지거나, 빨라지거나 몸과의 소통이 멈춰졌다는 거야. 적당한 양은 호흡으로 관찰하면 쉬워.

몸이 싫어하는 것들은 몸을 속이는 것들이야. 가짜 맛과 향을 가지고 있는 것들을 몸이 거부한다. 맛은 강하면서 그 내용물이 빈약한 경우에도 싫어해. 뉴슈가 같은 것들이나, 맛을 볼 수 없는 그저 삼켜지는 약들도 참 싫어해. 게릴라라고 비유하면 될까, 맛도 안 봤는데, 그래서 아무런 준비도 할 수 없는데, 뜬금없는 약발 정말 싫어해. 맛을 보면서 먹은 음식들이 제대로 활용돼. 뇌가 준비를 하고 양을 가늠해서 써먹을 수 있으니까.

건강한 몸은 마음과 함께 간다. 그래서 맞는 생각을 하고 있다면 몸도 동의해. 입맛으로 마음에게 동의를 구하기도 하지. 어느 때는 쌍방으로 동시에 이루어져. 내가 절제해줘도 되고 내버려둬도 되고, 결과적으로 같아. 아예 젓가락을 대지 않거나, 입에 넣었다가 뺄거나 하거든. 또 그냥 먹어보겠다고 삼켜보기도 해. 뭐든 맛있는 방향으로 가는 몸은 맛이 없어도 먹기도 해. 먹어서 불필요하다고 판단되면 내보내면 되니까.

원래 우리말에 몸과 마음은 한 단어였다고 해. 그게 어느 날 나눠지고 단어가 따로 생기고 다르게 취급되어 선후를 다투게 하면서 사람들을 어리석게 만들었대. 몸에 좋은 거 마음에 좋은 거 같은 거야. 마음대로 살고 싶다면 몸을 몸대로 살도록 해주면 돼. 마음이 골라서 정리해둔 규칙들을 지워나갈수록 몸도 틀을 하나씩 지워나간다. 유연해지는 거야.

입맛대로 먹는 걸로 시작은 하지만 결국 맛없는 것들을 맛있게 먹거나, 뭘 먹어도 맛있거나 결국 맛있게 먹는데 음식의 범위는 그저 공간일 뿐이다. 축축하면 말려서 먹으면 돼. 그리고 마음이 공간을 향유하는 만큼 몸도 공간을 향유할 거야.

우리가 지구에서 살아보는 것을 선택한 이유는 뭘까? 나는 "겸손"을 배우기 위해서라고 생각해. 자연은 높은 곳을 바람이나 빗물로 조금씩 쓸어서 낮은 곳을 채워주잖아. 우리 몸을 사용할 때도 폐를 비우고 기다리잖아. 우리는 우리를 담을 그릇을 원하는 모양대로 만들고 빈 그대로 두고 기다리면 돼. 채우는 건 지구와 우주가 하는 일이라고 생각해.

결국에는 마음의 자유를 누리는 것이 건강이겠지?

20 이야기 (1)

●●●●● 학교 게시판에서 태극권을 할 사람들을 모으더라. 그래서 그냥 가봤지. 아무런 설명이나 논리나 원리 같은 거 없이 그냥 따라하래. 그렇게 따라하면서 태극권을 배워갔어. 많을 때는 서너 명 정도 모였어. 사부님은 늦깎이 학생이셨는데 초등학생 자녀가 있으셨지. 운동하고 얘기를 하다가 누군가 물었어. 태극권을 하는 분이시니 부부싸움을 하시면 매번 이기시냐고.

어리고 방황하던 시절에 중이나 되어야겠다고 생각하시고 절에 들어가셨대. 뭐 우리를 가르치시던 그때는 교회에 다니셨는데 과거에 중이 될 뻔했다고. 스님은 부처 얘기는 하나도 안 가르치고 맨날 밥해라, 청소해라, 마당 쓸어라, 빨래해라, 이런 잡일만 매일 시키셨대. 참다 참다 화가 나서 "에잇! 땡중아!" 하면서 화를 내고 절을 떠나서 산길을 내려가는데 뒤에서 스님이 "길오야~!"

하고 부르시더래. 저 땡중이 뭔 소리를 하려고 저러나 싶어서 돌아보니 "네 어머니를 찾아가라!"고 하셨대. 속으로 욕을 더 쏟아내면서 하산하셨대.

부부싸움을 육탄전으로 하시는데 주먹이 날아올 때마다 태극권을 하면서 주먹을 돌리고 돌리고 피하고 그렇게 하신대. 한 시간 정도 지나면 아내 분이 지쳐서 주저앉으신대. 우리가 막 웃었지. 당연한 모습이고 상상이 되니까 더 웃기더라고. 차분하게 말을 이어가셨어.

"아내가 주저앉으면 제가 그 앞에 무릎을 꿇습니다."

오잉? 다들 멀뚱멀뚱했어. 이어서 말씀해주시기를 결혼을 하고 10년이 지나갈 때 즈음에 어느 날 문득 아내의 모습이 보이시더래. 매일 밥하고, 빨래하고, 청소하고, 어제도 오늘도 아무도 인정해주거나 알아주지 않는 일들을 곁에서 묵묵히 10년이 넘도록 하고 있다는 것을 깨달으셨대. 그리고 그 스님이 소리치신 말의 의미를 아시겠더래.

아무도 알아주거나 인정해주거나 칭찬해주지도 않는 일들을 누군가 묵묵히 하고 있기 때문에 우리가 살아갈 수 있는 거야. 착하게 살자. 나무한테 물 한 번 안 주고도 산소 받아먹고 있잖아. 착할 수 있을 때는 착한 걸 선택하자.

그리고 아이를 혼내다가 어느 날 또 깨달으셨대. 내 단점을 아이에게서 발견하고 너는 그러지 마라고 화를 내고 있더라는 거야. 그래서 반대로 했대. 장점 찾아서 얘기해줬대. 그랬더니 반장도 안 하던 아이가 전교 회장이 되어 있더래. 연습할 때 몇 번 왔었는데 그 전에 엄청 잘 따라한다고 말씀하셨는데 그리 잘하는 것 같지는 않았거든. 그런데 잘하는 것 같더라. 손이나 발에 주저함이 없더라. 나는 잘 못 외우니까 동작마다 이게 맞나 틀리나 고민이 많았거든. 사부님네 어린이는 그런 게 없더라. 맞든 틀리든 그게 중요한가? 하는 만큼 하는 거지.

21 이야기 (2)

●●●●● 아는 분께 전해 들은 이야기야. 믿거나 말거나지만 난 가능한 이야기라고 생각해.

대전 동학사에서 조금 더 올라가면 "심우정사"라고 있어. 옛날에 아주 독특한 스님이 암자에 살고 계셨대. 이분이 능력이 있다고 알음알음 소문이 나 있었는데 지금의 KT 전화국의 예전 사장이 찾아간 적이 있었대. 누군지는 모르겠다. 한창 케이블을 땅속에 묻는 공사를 진행하고 있었는데 인명사고가 너무 자주 일어난 거야. 그래서 부처님께 제를 올리고 빌어달라고 부탁하러 심우정사를 찾아가서 스님을 뵈었대. 스님이 돈 3천을 내놓으라고 해서 돈을 주고 서울로 돌아갔지. 며칠이 지나도 연락이 없으니까 사장이 궁금해서 내려왔대. 거나하게 제상 차려놓고 불공드리고 있겠거니 예상하고 내려왔는데 암자에 아무것도 없더래. 스님은 제는 다 지냈으니 앞으로는 인명사고가 없을 거이니 올라가라고 하시고 보아하니 아무것도 한 것 같지는 않은데 돈을 돌려받을 방법도 없으니 서울로 돌아갔지. 그런데 그날 이후로 정말 인명사고는 일어나지 않았다고 해.

내가 아는 그분이 암자에 놀러 갔다가 그 이야기를 듣고 스님한테 한두 푼도 아니고 돈 3천만원을 며칠 동안 어떻게 다 쓰신 거냐고 여쭸더니, 유성에 가서 다 썼다는 거야. 동학사에서 대전으로 가면 유성이 있어. 예전에는 논밭에 완전 시골 촌동네였대.

유성에 가서 하루 종일 노동하고 잔술 한 잔 먹고 귀가하는 사람들 술값 내주고, 좌판에 나물 뜯어다 파는 할머니들 꺼 다 사주고, 술집 작부들 웃음값 주고, 거지들 밥 사주고 그렇게 다 쓰셨댄다. 그리고 이어서 하시는 말씀이 본인은 "살아있는 부처"에게 제를 지낸 것이라고 하셨대. 정말 한 번 뵙고 싶었는데 내가 그 이야기를 들었을 때는 벌써 돌아가신 후라서 뵙지를 못했네.

EBS 다큐 중에 "챠강티메"라고 있어. 흰 낙타인데 유목민들의 제물이야. 우리가 보고 들은 제물은 어린 양 잡고, 소 잡고, 돼지 잡고, 예전에는 사람도 잡고 그랬잖아. 몽골에서의 제물은 "산 채로 물어준다."는 뜻이래. 신은 제물의 자유를 원한대. 유목민이 챠강티메를 매년 만나서 털도 정리해주고 하닥도 다시 달아주고 돌봐줘.

"챠강티메. 넌 어디든 갈 수 있고, 언제든 돌아올 수 있다. 너는 영원히 자유다."

나는 우리말을 참 좋아하는데 어쩌면 "신"이라는 것은 자"신"과 당"신"을 말하는 것일 수도 있다고 생각해. 그래서 자신과 당신, 나와 네가 원하는 것은 같은 것이겠지. 인간이 진화를 하는 방향대로 남이 잘 되는 것이 나에게 이롭다는 것을 알아가게 된다면 나의 이로움과 너의 이로움이 같은 거라는 것을 깨달을 수 있을 거라고 기대해.

㉒ 발효액

●●●●● 사람마다 다 다르고, 재료에 따라서도 다르기 때문에 지금 내가 쓰는 방법은 그런 다양한 방법들 중에 한 가지일 뿐이야.

① 재료를 깨끗하게 손질하고 물기를 말린다.
② 동량의 설탕 중의 80%를 재료와 섞는다.
③ 재료의 양의 3~5%의 소금을 함께 섞는다.
④ 소독한 용기에 담고 남은 20%의 설탕으로 덮는다.
⑤ 시간이 지나서 발효액들이 나오면 김장용으로 나온 긴 비닐장갑을 끼고 아래위로 섞어준다.
⑥ 모든 설탕과 소금이 녹고 100일 가량 지나면 걸러서 따로 보관한다.

※ **참고**

① 물기가 없는 재료들로 만들 때는 무를 갈거나, 배를 갈아서 재료와 함께 담고 위와 같이 한다. 재료와 간 배나 간 무의 무게를 합해서 동량의 설탕양을 잡는다.
② 용기에 좋은 그림이나 말을 붙여둔다.
③ 기존에 담은 발효액이 있다면 설탕 섞을 때 한 컵 정도 넣어 줘. 더 맛있게 된다.

망하는 집에 장맛부터 변한다는 말이 있어. 집 안에서 가족들 사이에 다툼이 있고 목소리가 높아지면 영향을 받는다는 의미래. 발효액은 살아있는 것들이야. 물에 섞어서 흔들어보면 거품도 나고, 상하기도 한다는 건 살아있다는 의미야. 그러니 좋은 말을 해주고, 좋은 그림도 하나씩 옆에다 놔주고 하면 내 몸에 가장 잘 맞는 발효액이 돼.

마시는 방법은 발효액 1 : 물 9 섞어서 흔들어. 거품 안 생기면 그냥 마시고, 거품이 생기면 뚜껑을 살짝만 닫아서 실온에 3~4일 뒀다가 냉장보관을 하면서 먹어. 쉽게 양념이나 반찬에 넣어서 먹으면 돼.

| 책을 마무리하며 |

그저 "밥따로 물따로"나 하고 교선운동이나 하면서 건강을 챙기고 일이나 꾸준히 하면서 12년을 살았더라면 어땠을까라는 생각을 해. 그랬다면 객관적으로 지금의 나는 제법 괜찮았을 거라는 생각도 자주 했어. 나는 지쳐서 슬펐다. 쉬자. 2020년의 나는 내가 살고자 한 나이보다 2년을 더 살아야겠다고 마음먹었어. 후년부터 2년 동안 버는 것을 은행에 주기로 편히 마음을 먹고, 내 공간에서 1년을 쉬듯이 살아보기로 했지. 읽고 싶었던 책을 읽었고, 헌책방을 다니면서 책사냥을 하기도 했다. 영화를 영화관에서 봤어. 은행이자와 생활비만 벌기로 했어. 나는 60년 정도 살아야겠다고 생각했는데 20년은 부모님 그늘 아래 그냥저냥 흘러갔고 20년은 아주 박살이 나면서 피해를 주고받으며 버틴다는 마음으로 살았어. 남은 20년은 어떻게 살아야 할까. 62살까지 살기로 하고 2020년을 쓰기로 한 거야.

내가 정말 뭘 좋아하는지 생각하는 시간을 가졌어. 나는 지난날 동안 언제가 행복했었나. 그냥 행복하기만 했던 순간은 언제인가.

책에서 기가 막힌 문장을 읽었을 때, 영화에서 예상치 못한 장면을 봤을 때, 좋은 노래를 하루 종일 들었을 때, 할 일 없는 하루를 뒹굴거리면서 보냈을 때, 산 정상에서 산 아래를 내려다볼 때 마음이 즐거웠어.

다양한 순간들 중에서 내가 정말 즐거웠던 순간은 건강해지는 방법들을 가르쳐 주고 상대방이 그걸 경험하면서 몸이 건강해졌다는 후기를 들을 때더라. 나는 진심으로 남이 건강해지는 게 재미있고 행복해. 웃음이 나고 눈물도 나고 그래.

기초만 배운 지식들이 내가 시간을 갖고 쉬게 되자, 서로 연계가 되면서 저절로 자라고 서로 이어지면서 깊어졌어. 구구단 2단을 배웠는데 시간이 지나 숫자 3을 깨치게 되자 3단을 스스로 그려보게 되는 상황이 된 거야. 모든 지식들의 1단계들을 엮어서 가장 쉽게 건강법을 정리했어. 노자가 말하던 물처럼 어느 그릇에도 맞춰서 담길 수 있고, 내가 내 것으로 만들었듯이 각자가 각자의 것으로 만들 수 있는 방법들로 말이야. 그중에서도 "입맛"은 모든 건강에 관한 모든 것을 이길 수 있는 주먹 내지르기와 같다고 생각해.

90년대 초반에 "도시인"이라는 드라마가 있었어. 우리 집에서 텔레비전은 자유롭게 볼 수 있는 매체가 아니었기에 제대로 본 프로그램이 거의 없는데, 그렇게 띄엄띄엄 본 화면들 중에 2021년 오늘까지도 기억에 남아있는 장면이 있어. 제목까지도 기억하고 있던 드라마라서 찾아보니 3년 정도 방영한 드라마래.

회사에서 이벤트처럼 직급을 바꿔서 하루 근무를 하는데. 생산직과 사무직을 몇 명씩 바꿨던 것 같아. 사무실에서 원래 일하던 사무직들과 생산직에서 올라온 분이 어떤 주제에 관해서 회의를 하고 있는 장면이었어. 전후 사정은 모르겠고 "계란으로 바위치기"라면서 사무직들은 반대를 하고 있었어. 그런 상황에서 "계란으로 바위를 깰 수 있다."고 생산직이 말을 꺼내고 사람들은 다들 어이없는 표정으로 설명해보라며 기회를 줘. 어떻게 계란으로 바위를 깨느냐?

"계란을 바위에 던지면 당연히 계란은 깨진다. 깨진 계란이 바위틈으로 스미고 그 틈에 씨앗을 심는다. 씨앗은 계란을 먹고 바위에 조금씩 뿌리를 내린다. 씨앗이 자라면서 바위에 뿌리를 내리고 바위는 조금씩 부서진다."

이런 내용을 말했던 것 같다. 회의의 결과는 기억나지 않아. 내가 정말 힘들고 다음 상황 또한 계란으로 바위를 치는 격일 때 늘 떠올리는 장면이야. 거대한 벽과 마주하고 있다고 생각될 때 무섭고 그만 살고 싶을 때 그럼에도 두려울 때 "바위와 계란과 씨앗"은 나를 다시 숨 쉬게 해줬어. 나의 지난 20년은 바위에 던져져 박살난 계란이야. 당연히 나는 병아리나 닭이 될 수 없어. 이 책을 만나는 당신들은 씨앗이야. 내가 깨고 싶은 것은 바위처럼 사람들을 무겁게 누르는 "상식"들이야. 이 책을 지금 글까지 읽었다면 나의 지난 시간들을 마음껏 먹고 각자의 일상에 건강한 뿌리를 내려주길 진심으로 바란다.

건강을 찾고 상식들과 기준에서 벗어나 스스로를 존중하며 자존감을 누리시라.

나는 어디선가 들었던 "땀으로 버는 돈"을 벌어보고 싶었고 그렇게 했어. 내 몸으로 그게 가능할지 궁금했거든. 내가 건강하게 노동으로 돈을 벌 수 있을까? 어느 정도까지 버틸 수 있을까? 궁금했어. 본인이 몸을 사용하는 "노동자"라고 생각한다면 반드시 "입맛대로 밥따로"를 했으면 좋겠어. 땀으로 번 돈을 의사나 약사에게 바치는 것은 참으로 어리석은 짓이야. 돈으로 돈을 버는 분들은 그렇게 해도 된다고 생각해. 그렇지만 땀으로 버는 돈은 안 돼. 땀으로 버는 돈은 본인을 위해서 가치 있게 쓰여져야 해. 땀으로 버는 돈을 몸을 버티게 하는 데 사용한다면 전태일 평전에 나오는 표현대로 "부의 거름"으로 몸을 바치는 격이야.

나는 당신들을 위해서 이 글을 썼기 때문에 카페에 모두 공개를 하고 공유할 거야. 당신의 일이 얼마나 힘들고 억울한지 알기 때문이야. 일은 일로 끝나야 하고, 쉬는 날은 말 그대로 쉬는 날이 되어야 하고, 당신들의 여유는 공부와 정치적인 표현으로 이어져야 해. 돈을 벌기 위해 같은 동작을 반복하는 동안 몸이 어떻게 상하는지 경험으로 알고 있어. 밤낮이 바뀌었을 때 정신 상태가 어떻게 꼬여가는지 경험으로 알고 있어. 쉬는 날에 잠만 자고 틈만 나면 눕고, 그렇게 충전한 힘으로 일해서 월급 받고 그렇게 살아가는 것이 얼마나 우울한지 경험으로 알고 있어. 노예처럼 웃는 게 뭔지 경험으로 알고 있다고.

여유가 없는 당신들에게 이 건강법들을 알려주고 싶어서 얼마나 울었는지, 내가 얼마나 겪고, 더 공부하고 쉽게 설명하려고 연습하고 노력했는지는 몰라도 돼. 내 몫이었다고 생각해. 해보고 좀 더 나은 삶을 살아보고 세상일에도 참여해줬으면 좋겠어.

"입맛대로 밥따로"와 "교선운동"을 매일 한다면 당신들의 쉬는 날은 오롯이 당신들의 것이 될 수 있어. 당신들이 버는 돈 또한 그나마도 당신들의 것이 될 수 있고. 현재 어떻게 할 수 없는 상황이라면 "입맛대로 밥따로"를 시작해. 뭔가를 하고 싶은데 돈이 필요하다면 지금 먹고 있는 약과 병원비를 1년치 모으고 "입맛대로 밥따로"를 해. 의사가 답을 모르거든 "입맛대로 밥따로"를 시작해. 평생 먹어야 하는 약이 있다면 "입맛대로 밥따로"를 해. 내 마음을 나도 잘 모르겠거든 "입맛대로 밥따로"를 해봐. 고민이 있다면 "입맛대로 밥따로"를 해. 내 마음이 남의 마음 같다면 "입맛대로 밥따로"를 꼭 해봐.

내가 멀쩡하게 살아남았듯이 직업에 존재한다는 귀천은 "건강하게 일하면" 사라져. 땀으로 버는 돈은 귀하게 쓰이기를 진심으로 바란다.

당신들이 살아가는 일상이 강건해지고, 당신들이 공유하고 있는 공간인 이 세상이 좀 더 풍요롭고 평화롭고 자유로워져서 진정 행복하기를 진심으로 바란다.

내가 믿는 당"신"과 자"신"은
나의 자유와 춤을 원하는가.
나의 시와 노래를 원하는가.
나의 피와 살을 원하는가.
내가 비둘기 건너편에 앉아주기를 기다리고 있는가.
숨 쉬는 등신불로 바쳐주기를 관망하는가.

내가 가진 모래가 한 줌이 남았다.
당"신"과 자"신"은
무엇을 바라는 신인가.
한 줌 시간들로 무엇을 하기를 바라는가.

| 왜 반말이냐고? |

초인생활이라는 책을 읽었는데 예수 얘기가 많이 나와. 예수가 부활을 한 것은 제자들에게 부활도 되는 거라는 걸 보여주고 늬들도 되는 거라고 가르쳐 주고 싶어서였는데 제자들은 단 한 사람도 예수가 되려 하지 않고 예수를 우러러보기만 했대. 이 부분이 많이 와닿더라. 그래서 예수도 한 사람, 공자도 한 사람, 부처도 한 사람뿐이구나 싶더라. 그래서 나는 평범한 사람이 되기로 했어. 모두가 필부필부가 되기를 바라. 모두가 장삼이사가 되고 모두가 갑남을녀가 되고. 모두가 내가 아는 것들을 같이 알았으면 좋겠어.

참고로 나는 자"신"과 당"신"을 믿는 범신론자야.

일반적으로 선생들은 청출어람 싫어해. 가끔 정말 소수의 선생님들은 제자들에게 청출어람을 독려하지. 소수의 좀 많이 특이한 선생님들이 청출어람을 독려해. 그럼에도 불구하고 대부분의 제자들은 스승을 비빌 언덕으로 남겨두고 싶어 하지. 스승을 뛰어넘을 생각을 안 해. 내 위에 누군가가 있어야 내 아래도 누군가가 있는 거니까. 그래서 청출어람은 더더욱 드물어. 나는 진심으로 모두가 나보다 나아지기를 바란다. 말투 보이지? 너희들보다 잘난 거 없다. 그저 먼저 알았을 뿐이야.

일 년 동안 틈틈이 적으면서 적어도 10번은 퇴고를 했어. 이렇게 반말과 편지로 글을 쓴 것을 택한 것은 우선 많은 사람들이 반말을 읽고 기분 나빠져서 책을 하찮게 보고 접어버리기를 바라는 마음이 첫 번째야. 존경받고 우러름을 누리고 싶은 사람들은 존댓말 좋아하잖아. 포용력이 있는 좋은 사람들에게만 내 글이 닿길 바라고, 도움이 되었으면 좋겠거든. 원래 이 책은 내가 산으로 들어가기 전에 던져주려고 만들기 시작한 책이야. 산속에서 필요한 사람들에게 풀어버리려고. 누구나 이 책을 읽는 것은 원하지 않아. 아깝거든. 그래서 이 책이 필요한 사람들을 고르는 방법으로 내가 택한 거야. 두 번째는 책을 거리를 두고 읽으라고. 책과 동등하게 읽고, 나와도 같은 눈높이에 있어야 해. 나는 이러 저러한 기회로 먼저 배웠을 뿐이야. 그리고 뭔가를 이뤄내지도 않았어. 그저 경험한 것들을 공유하는 거야. 너와 비슷한 사람이 다르게 살아온 이야기들을 들어본다고 생각하면서 편히 읽어줬으면 해. 같은 영화관에서 서로 다른 영화를 보고 나와서 얘기를 나누는 것과 같아. 그러니 읽었더라도 이걸 해볼지 말지도 스스로 생각해서 고르도록 해.

당신들이 자신이 되기를 바라는 마음 진심이야. 내 생각에 좋은 것들만 정말 죄다 모았어. 강제로 어떻게 하거나 설득하고 싶은 마음 가득하지만 인간은 자유의지가 있잖아. 각자의 색깔과 자리가 있으니. 취사선택은 각자가 스스로 해야지.

질문은 다음 카페에서 받는다. 반말은 이 책에서만이야. 이 책은 정보의 나열일 뿐이니까. 관계가 형성되는 온라인과 오프라인에서는 서로 존중하는 말을 하자.

읽어주셔서 고맙습니다.
부디 당신들의 겸손한 삶이 건강하고 행복하고 자유롭기를 바랍니다.